몸의 신호를 읽는
한의사

몸의 신호를 읽는 한의사

초판 1쇄 발행 2025. 3. 28.

지은이 김경옥
펴낸이 김병호
펴낸곳 주식회사 바른북스

편집진행 황금주
디자인 김효나

등록 2019년 4월 3일 제2019-000040호
주소 서울시 성동구 연무장5길 9-16, 301호 (성수동2가, 블루스톤타워)
대표전화 070-7857-9719 | **경영지원** 02-3409-9719 | **팩스** 070-7610-9820

•바른북스는 여러분의 다양한 아이디어와 원고 투고를 설레는 마음으로 기다리고 있습니다.
이메일 barunbooks21@naver.com | **원고투고** barunbooks21@naver.com
홈페이지 www.barunbooks.com | **공식 블로그** blog.naver.com/barunbooks7
공식 포스트 post.naver.com/barunbooks7 | **페이스북** facebook.com/barunbooks7

ⓒ 김경옥, 2025
ISBN 979-11-7263-272-4 03510

•파본이나 잘못된 책은 구입하신 곳에서 교환해드립니다.
•이 책은 저작권법에 따라 보호를 받는 저작물이므로 무단전재 및 복제를 금지하며,
 이 책 내용의 전부 및 일부를 이용하려면 반드시 저작권자와 도서출판 바른북스의 서면동의를 받아야 합니다.

몸의 신호를 읽는 한의사

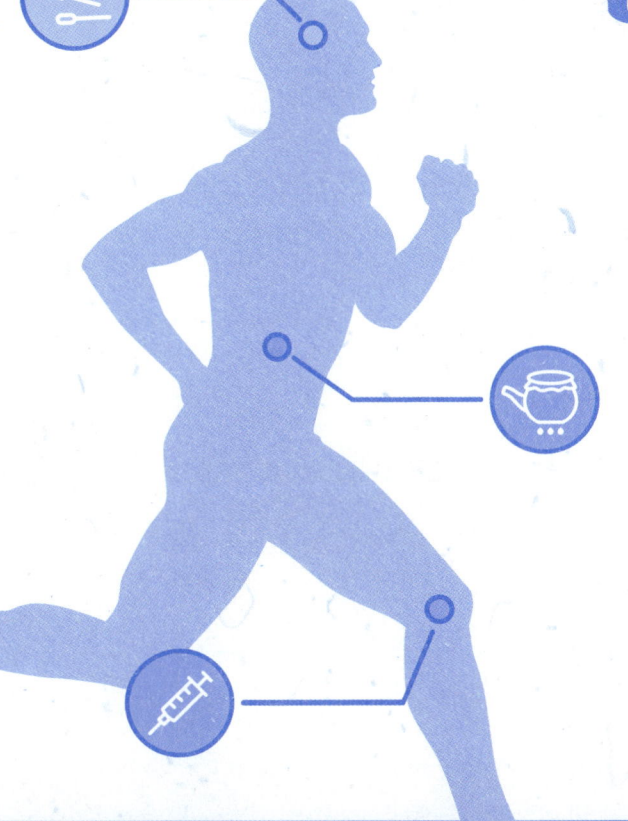

김경옥
지음

임상 24년 차 체육학 박사 겸 한방재활의학과전문의가 알려주는

한의학과 운동의학이 만나
당신의 몸이 건강해지는 새로운 변화

바른북스

| 들어가며 |

어느덧 한의학에 뜻을 둔 지 30년, 임상을 시작한 지 24년이 지나고 있다. 나는 평소 근골격계질환에 관심이 많았다. 남자 동기들이 대부분 졸업 후 공보의로 갈 때 한방병원에서 수련을 거치며 한방재활의학과 전문의가 되었다.

나만의 한의원을 개원하고 진료를 하면서 부족하다고 느낀 부분이 운동에 대한 것이었다. 환자에게 너무 쉽게 '운동하세요', '운동하지 마세요'라고 하지 않았을까? 나도 깊이 있게 모르는 운동을 환자가 어떻게 제대로 알고 할 수 있을지 고민이 되었다. 운동을 권유한다면 어떤 운동을 어떤 방식으로 하라고 설명할 수 있어야겠다는 생각이 들었다. 마침, 한의원 근교에 모교인 경희대학교 체육대학원 스포츠의·과학 박사과정이 있었다. 내게 딱 맞는 조건인 것 같아 곧바로 등록하고 체육대학원생이 되었다. 한의사 출신은 내가 처음이었던 것 같다. 아마 국내에서도 최초이지 않을까?

대부분 체대 출신인 원생들과의 교류는 신선한 경험이었다. 피트니스, 요가, 필라테스, 선수트레이너, 태권도 지도자 등등 다양한 이력의 사람들과 만나서 듣고 배운다는 것이 즐거운 경험이었다. 그때의 인연으로 대학에서 스포츠의학과 운동손상을 강의하였고, 골프피지컬트레이너협회에서 스포츠 손상 질환을 진단 및 감별하는 강의도 이어오고 있다. 그리고 대학원에서 배운 여러 교과목은 내가 원하는 공부를 찾는 교두보가 되었다. 그렇게 체육학 박사학위까지 취득하였다.

이렇게 한의대 졸업 후 20년 이상의 시간이 흘러 지금의 내가 되었다.

건강과 질환에 대한 정보는 넘쳐난다. 전문 의료인은 물론이고 비전공자인 일반인들도 다양한 SNS를 통해 많은 정보를 쏟아내고 있다. 개인 매체를 통해 금전적인 수입을 얻을 수 있어서 더욱 자극적인 제목으로 소비자들의 관심을 끌고 있다. '이것만 알면 ○○○ 정복합니다', '1분 만에 ○○○ 나아지는 법' 등등 비전문가들이 보기에 솔깃한 제목들이 많다. 이런 콘텐츠들을 접한 소비자는 서로 다른 정보들 때문에 혼란스러워하거나 오히려 맹신하기도 한다. 또한 한의학에 대한 그릇된 상식을 마치 사실인 양 호도하는 경우도 많다.

한방의료기관이 매년 증가하면서 광고에 집중하는 곳도 많아지고 있다. 많은 한방의료기관과 한의사들의 마케팅에 빠져 환자는 자신에게 맞는 곳이 어디인지 고르기도 어렵다.

이 책은 전반적인 한의학의 제도와 한의원에서 시행되는 다양한 치료법에 대한 궁금증을 비롯해 임상에서 치료가 되는 다양한 질환들을 설명하고 있다. 또한 한의학에 대한 그릇된 오해에 대해 쉽게 설명하였다. 이 책을 통해 지금까지 알지 못했던 많은 궁금증이 해결될 것으로 생각한다.

나는 지금 하루의 대부분을 진료실에 앉아 환자를 본다. 많은 환자가 이곳에서 나를 만나 치료를 받았다. 환자가 궁금해하는 질문도 많았고 내가 환자에게 알려주고 싶은 것도 많았다. 그래서 이 책을 기획하게 되었다. 그동안 진료 현장에서 자주 질문받았던 것에 대한 한의학 상식이 첫 번째 주제다. 한의원에서 치료가 될 거라 생각 못 한 질환에 대한 치료법과 치료 사례, 그리고 한의원에 주로 내원하는 질환에 대한 궁금증을 풀어주는 것이 두 번째 주제이다. 그리고 몸이 보내는 신호를 빨리 인지하여 올바른 생활 습관과 자세 그리고 운동법을 할 수 있도록 돕는 것이 세 번째 주제이다.

이 책을 읽는 독자가 내 몸을 다스리는 방법으로 한의학을 활용할 수 있고, 건강한 생활습관 및 운동법을 알아가면 좋겠다.

목차

들어가며

Chapter 1 원장님 이거 궁금해요
– 알고 있으면 좋을 한의학 상식 21가지

한의사도 전문의가 있다고요?	14
한의사도 X-ray 볼 줄 알아요?	17
한의원에서는 하는 치료법들은 뭐가 있어요?	20
상(象)을 아시나요?	26
기(氣)와 혈(血)이 뭐예요? 경락은요?	29
침 맞은 후 궁금해요	32
추나가 뭔지 궁금해요	40
약침이 뭐예요? 봉침은요?	42
알쏭달쏭 사상체질	45
한약은 언제 먹으면 좋아요?	54
한약과 양약을 같이 먹어도 돼요?	57
중국산 한약재라 불안해요, 원장님은 중국산 안 쓰시죠?	60

한약에 스테로이드가 있다던데요?	64
한약 먹으면 간이 상한다고 하던데요?	67
건강기능식품도 한약 아닌가요?	72
원장님 녹용을 선물 받았는데 같이 달여주세요	75
녹용이 들어간 한약은 암 환자가 복용하면 안 되죠?	78
암 환자는 홍삼을 어떻게 복용하면 좋을까?	81
최고의 보약 공진단 그리고 경옥고	84
원장님 이거 침만으로 안 될까요?	92
원장님 언제 나을까요?	94

원장님 한의원은 언제 가는 게 좋아요?
- 내 몸을 위한 한의학 활용법 24가지

여기저기 아프다면 한의원으로 가보자	100
잠을 못 자서 힘들어요(환자의 성질과 비슷한 한약재)	103
만성 설사, 원장님 밥 좀 먹을 수 있게 해줘요	109
무리한 다이어트를 했더니 생리를 안 해요	112
소화가 안 되고 배가 빵빵해요	115
나도 변비인가? 치료를 받아야 하나요?	118
임신 입덧을 한약으로 치료해요?	122
자연 분만을 쉽게 하고 싶어요	125
산후 보약은 산모에 맞게 달라야죠	128
애가 아침이면 배가 아파요	132
머리가 아파요, 목덜미도 아파요	135
손가락이 붓고 뻑뻑해요	141
아킬레스건이 붓고 아파요	146
발목을 삐끗했어요, 언제부터 뛸 수 있을까요?	148
무릎 뒤 오금이 저리고 아파요	152
안면마비가 왔어요, 중풍은 아니겠죠?	155
어깨가 아픈데 오십견일까요?	159
발바닥이 아파요, 족저근막염? 신경종?	163
턱에서 소리가 나요, 음식 씹을 때 아파요	167
원장님, 옆구리가 아파요	171

팔꿈치가 아파요 - 골프엘보, 테니스엘보　　　　　　　　174
손이 저린데 목디스크인가요?　　　　　　　　　　　　178
허벅지가 저리면 허리디스크일까요?　　　　　　　　　184
허리디스크에 대하여　　　　　　　　　　　　　　　　188

Chapter 3　알려주세요 원장님
- 건강을 위한 올바른 일상생활과 운동법 9가지

지금 운동해도 돼요? 운동하고 나서 더 아파졌어요　　　196
많이 걸어야 좋은 거 아니에요?　　　　　　　　　　　199
바르게 앉는 자세는 어떤 것일까?　　　　　　　　　　202
잠은 어떤 자세로 자야 좋아요?　　　　　　　　　　　206
허리를 숙일 때 아프다면 이렇게 해보세요　　　　　　210
안전하게 근력운동 하고 싶어요　　　　　　　　　　　214
요가, 필라테스, 근력운동? 어떤 운동이 나에게 맞는 걸까?　220
운동한 다음 날 매우 아파요　　　　　　　　　　　　　224
한약은 도핑에서 안전한가요?　　　　　　　　　　　　227

Chapter 1

원장님 이거 궁금해요

- 알고 있으면 좋을 한의학 상식 21가지

한의사도 전문의가 있다고요?

　외부 간판을 보면 양방 의원은 대부분 진료과목이나 전문의 여부를 알 수 있다.
　예를 들어 'ㅇㅇ피부과 의원'이라면 피부과 전문의가 진료한다는 것이고, 'ㅇㅇ의원 진료과목 피부과'면 피부과 전문의는 아니나 피부과를 진료한다는 의미이다. 여러분들이 다니는 피부과 간판을 자세히 보면 피부과 전문의가 하는 곳은 드물다는 것을 알게 될 것이다.

　이에 반해 한의원은 이런 간판을 보기가 어렵다. 왜 그럴까?
　한의사도 전문의 제도가 있으니 양방 의원처럼 간판을 걸면 알기 쉬울 텐데 말이다. 일반인들에게 생소할 수도 있지만, 한의사 전문의 제도가 시행된 지 벌써 20년이 넘었다.

　전문 분과는 총 8개가 있으며 한방내과, 침구의학과, 한방재활의학과, 사상의학과, 한방안이비인후피부과, 한방부인과, 한방신경정신과, 한방소아과가 있다. 수련 기간은 인턴 1년 + 레지던트 3년으로 총 4년 동안 받는데, 치과 수련 기간과 같고 의과에 비해서는 레지던트 기간이 1년 짧다.

전체적으로 진료 분야는 양방과 비슷하다. 한방내과는 간계, 심계, 비계, 폐기, 신계 내과로 구별되지만, 한방내과 전문의로 통합되어 자격증이 주어진다. 침구의학과와 한방재활의학과는 전문 진료과목이 상당히 겹친다. 근골격계와 신경계 질환을 위주로 보기 때문에 정형외과와 재활의학과에서 보는 질환을 떠올리면 무난할 것이다.

사상의학과는 동무 이제마 선생의 사상의학을 전문으로 하는 과이고, 한방안·이비인후·피부과는 양방으로 따지면 안과, 이비인후과, 피부과를 통합으로 보는 과이다.

제도가 시행된 지 20년이나 지났는데 왜 양방 같은 간판이 보이지 않았던 걸까?

첫째, 한방전문의는 양방에 비해 그 절대적인 비율이 낮다. 양방은 의대를 졸업하고 전문수련을 받는 비율이 상당히 높은데, 한방은 대략 20% 정도밖에 되지 않는다. 전문의 제도가 시작된 것도 늦고 비율도 낮다. 2024년 현재 기준으로 △한방내과 1,337명 △한방부인과 302명 △한방소아과 143명 △한방신경정신과 232명 △침구과 828명 △한방안·이비인후·피부과 231명 △한방재활의학과 652명 △사상체질과 191명 등 총 3,916명이 활동하고 있다 (출처 : 『한의신문』). 대략 한의사 10명 중 1명이 한방전문의이다. 한방전문의들이 병원급에서 근무하는 경우가 많기 때문에 개원 가에서는 더욱 적을 수밖에 없다.

둘째, 한의원은 인체를 통합으로 본다는 개념이 강하기에 전문 진료과목을 표방하지 않는 경우가 많다. 오래된 한의원 창에 붙인 광고를 보면 모든 진료과목이 적힌 경우가 많을 것이다.

마지막으로 전문의를 표방하기 위해 간판을 제작하는 데 현실적인 문제점이 있다. 예를 들어 양방 재활의학과 전문의가 "○○재활의학과 의원"으로 간판을 건다면 한방재활의학과 전문의는 "○○한방재활의학과 한의원"으로 간판에 들어갈 기본 글자가 너무 길어지게 된다. '○○'에 학교를 넣거나 단어를 추가하면 "경희○○한방재활의학과 한의원"과 같이 너무 길어지게 된다.

이렇듯 한의사도 다양한 전문 분과와 전문의가 있음에도 외부 간판으로는 알지 못하는 경우가 많다. 하지만 네이버나 심평원에서 검색하면 해당 한의원에 전문의가 있는지 쉽게 확인할 수 있다. 본인의 질환에 맞는 전문의가 있는지 확인하는 것이 도움이 될 것이다. 물론 한의학의 특성상 전문의가 아님에도 한 분야에서 오랫동안 전문성을 쌓아 실력 있는 한의사도 많고 전문의 중에도 전문성이 떨어지는 분이 있을 수 있다. 일반적인 기준으로 참고하길 바란다.

한의사도 X-ray 볼 줄 알아요?

나는 어릴 적 동네 한의원에 몇 번 다니면서 막연히 한의사도 좋겠다는 생각을 했다. 원장실에는 알아보지 못할 한자로 쓰여 있는 책들이 꽂혀 있었고, 원장님은 뭔가 여유가 있어 보였다. 수험생이 되었을 때 한의대를 비롯해 의대와 치대를 두고 고민을 하였다. 지금도 그렇지만 당시 내 주위에 의사는 흔하지 않았고 방송에서 응급상황에 바삐 다니며 환자의 생사를 결정하는 느낌이었다. 피를 자주 보는 것도 부담스러웠다. 치과는 치료용 체어에 앉아 환자를 보는 여유 있는 이미지였지만 평생 환자의 치아를 봐야 한다는 생각이 들어 결국 한의대로 결정했다.

한의대 교육과정에 대해 아무것도 모르고 입학했고, 교과 커리큘럼을 보는데 내가 생각했던 것과는 많이 달랐다. 예과 때 한문을 위해 맹자를 공부하고 의학한문, 한의학 개론을 배웠지만, 유기화학, 발생학, 미생물학, 약리학 같은 양방의 기초과목도 배웠다. 본과에서는 양방 생리학, 병리학, 해부학, 진단학, 응급의학, 진단방사선과학, 임상병리학 등등 수많은 양방과목이 있었고 한의학 과목에서도 양방에 대한 지식을 많이 필요로 하였다. 한번은 교육간담회에서 한 학우가 교수님에게 왜 이렇게 양방과목을 많이 배워야 하는지 항의를 하기도 하였다. 본인은 한의학을 배우려고 왔지 양방을 배우러 온 것이 아니라면서. 예전에 의료일원화에 앞서 의대, 한의대 교육과정을 비교하였더니 한의대 교육과정에서 이미 의대 교육과정의 50% 이상을 배우고 있다고 하였다. 거의 30년 전 한의대 교육이 이렇고 지금은 한·양방 융합적인 교육을 배우고 있다.

한의대에 다니면서 X-ray, CT, MRI 같은 영상의학에 대해 공부를 하기도 하지만 일반 및 전문의 수련을 할 때 더 많은 공부를 하게 되었다. 내가 수련했던 한방병원은 양방종합병원과 같은 의료재단으로 서로 진료에 대한 컨설팅이 많았다. 당시 중풍 환자들이 상당히 많았는데, 밤낮이고 응급실에서 콜이 오면 바로 달려가 환자 상태를 확인하고 이미 찍어둔 X-ray와 CT를 보고 환자와 보호자에게 현 상태와 예후에 대해 설명한 후 한방병원에서 치료하는 게 일상이었다. 한방병원장님이 의사, 한의사 면허를 모두 가지고 계신 복수면허자였기 때문에 매일 같이 회진을 돌면서 필요한 혈액검사나 영상검사 같은 양방적 처치를 병행하였고, 전문적인 양방 치료가 필요하면 해당 과 전문의에게 컨설팅하여 환자 상태에 대해 듣고 배우는 시간이 많았다.

얼핏 한의사는 한문으로 적힌 책들이 가득한 원장실에 앉아, 뭔가 알아듣기 힘든 기와 혈, 그리고 음양에 대해서만 설명할 것 같다. 물론 필요할 때는 그렇게 설명하기도 한다. 하지만 요즘 한의사들은 의학적인 지식도 충분히 탑재한 '현대 한의학'을 하는 사람들이다. 얼마 전 대법원에서 한의사가 초음파 진단기기를 사용하는 데 문제가 없다고 판결하였다. 초음파기기가 국내 의료계에 보급되기 시작될 때 의사와 한의사가 같이 사용하였으며 한의사가 쓴 책이 교재로 사용되었다. 이후 서로 소원해지면서 각각 발전하면서 사용되었던 것이다. 대법원의 판결 이후 초음파 강의가 많이 늘었고, 진료할 때도 초음파를 많이 활용하는 추세이다. 그리고 많은 한의사가 원장실 한쪽 벽에 모니터를 켜두고 환자가 가져온 영상 CD를 띄워, X-ray나 CT, MRI 영상에 대한 설명을 한다. 환자들 중에는 검사는 했지만, 영상을 본 적도 없고 의사가 간단한 진단만 했다며 본인 상태에 대해 자세히 설명해 줘서 고마워하는 분도 있다. 아직까지 한의사가 법적인 제약으로 영상검사를 할 수는 없지만 판독하는 데는 전혀 문제가 없다.

한의원에서는 하는 치료법들은 뭐가 있어요?

| **건강보험이 적용되는 치료법**(급여 항목) |

한의원에 간다고 하면 침을 떠올린다. 침은 대표적인 한의 시술법 중 하나이다. 한방의료기관에서 받을 수 있는 건강보험 적용이 되는 보험치료와 그렇지 않은 비급여 치료는 다음과 같다.

우선 건강보험이 되는 항목을 보자.

침이 가장 대표적인데, 침만 맞았는데도 치료 비용이 다를 수 있다. 침은 맞는 개수에 따라 비용이 달라지는 게 아니라 맞는 부위, 즉 허리만 맞았는지, 아니면 목과 허리같이 두 부위 이상을 맞았는지에 따라 다르고, 경혈 자리 중에 척추나 관절, 복강, 안와, 비강 등과 같은 특수부위에 맞을 때 비용이 다르다.

침을 맞은 상태에서 침에 집게를 물려 전기자극을 주는 치료법은 침전기 자극요법으로 전기 주파수에 따라 각기 다양한 치료 효과를 나타낸다. 1~3Hz의 저빈도의 경우 근육이 톡톡 튀는 느낌을 주며 통증을 완화하는 데 시간도 오래 걸리지만, 치료를 받고 나서도 지속되는 시간이 길다.

반면 100Hz 정도의 고빈도에서는 찌릿한 느낌을 주며 심한 통증을 완화하는 데 효과가 좋지만, 효과의 지속시간이 짧다. 그래서 만성 통증 환자의 경우 저빈도 위주로 치료하고 급성 통증의 경우에는 고빈도로 하는 게 좋다. 그렇지만 한 가지 주파수로만 치료받을 경우 몸이 적응해 처음에는 반응을 느끼다가 몇 분 후에는 아무 느낌이 없는 경우도 많아 1~100Hz 구간을 반복하는 방식으로 하는 경우도 흔하다.

뜸은 구(灸)법이라고 한다. 주로 쑥을 이용하여 피부에 직접 올려 태우는 직접구가 있고 기구를 사용하여 피부에 직접 닿지 않고 자극을 주는 간접구가 있다. 예전에는 많은 한의원에서 시술하였지만, 직접구의 경우 상당히 뜨거워 화상에 대한 위험성이 있을 뿐만 아니라 뜸을 할 때 나오는 연기가 호흡기에 좋지 않기에 전보다는 많이 줄어들었다. 요즘에는 전기로 충전하여 연기 없이 온도를 조절할 수 있는 전기 뜸도 많이 보편화되었다.

부항 요법 역시 대표적인 한의 치료법 중 하나이다.

실제 부항은 고대부터 동서양을 막론하고 널리 사용된 요법이다.

피를 빼는 경우가 있고 그렇지 않은 경우가 있는데 일반적으로 건

부항, 습부항이라고 한다.

부항 요법의 원리는 간단히 말하자면 컵 안으로 혈액이 모이게 한 후 컵을 떼면 다시 혈액이 확산하면서 나타나는 음압에 의한 치료 효과이다. 반대로 마사지는 꾹 눌러서 일시적인 허혈 상태를 만들었다가 다시 혈액이 모이는 효과를 보인다. 이때 노폐물도 제거하는 효과가 있다.

한약 중에서 보험이 적용되는 한약이 있다. 이것은 달여서 복용하는 첩약이 아니라 제약회사에서 조제해서 공급되는 것으로, 수십 가지 기준 처방에 한해서 가루약이나 과립제, 환제 및 짜서 먹는 연조제로 출시된다. 환자의 증상에 맞춰 약을 가감할 수 없다는 단점은 있으나 가격이 저렴하고 소화불량이나 감기 같이 급성질환에는 바로 처방할 수 있기에 필자는 약 10가지 종류의 보험 한약을 상비해 두고 있다. 또한 첩약도 보험 적용을 위해 현재 시범사업을 하고 있다. 중풍, 안면마비, 허리디스크, 비염, 생리통 등과 같은 특정 질환에 대해 실시하고 있는데 향후 어떻게 정착될지 좀 더 지켜봐야 한다.

몇 년 전부터 새로 추가된 보험치료로 추나요법이 있다. 추나요법은 한의사가 손을 주로 사용하여 환자의 관절이나 근육을 교정 치료하는 수기법이다. 추나 테이블을 이용하여 쿵쿵 소리가 나게 골반이나 허리를 교정하기도 하고 긴장된 근육을 풀어주는 다양한 술기를 사용하기도 한다. 보험 항목에는 단순추나와 복잡추나가 있으며 전문적인 교정이 더 들어갔는지 여부에 따라 다르다. 추나는 일반 보험 항목에 비해 본인부담금 비율이 다르다. 일반적으로 본인부담금이 30%인데 단순추나는 50%, 복잡추나는 진단명에 따라 50~80%까지 올라간다.

그 밖에 침 맞고 있을 때 따뜻한 붉은 빛을 쐬어주는 경피적외선요법, 급성염좌에 아이스팩을 해주는 경피경근한냉요법, 치료 마무리 때 따뜻한 찜질을 해주는 경피경근온열요법이 보험 적용되는 항목들이다.

| 건강보험이 적용되지 않는 **치료법**(비급여 항목) |

이제 한의원에서 하는 시술 중 건강보험이 적용되지 않는 비급여 항목에 대해 알아보자.

대표적인 것이 한약이다.
한약은 한의학이 태생하면서 같이 발전했다고 해도 과언이 아니다. 중국 한나라 때부터 내려오는 처방들에는 금과옥조같이 지금도 많이 쓰이는 처방들이 많다. 간단한 질환부터 난치성 질환에 이르기까지 한약은 환자나 원장이나 모두 놀랄만한 효과를 나타낼 때가 많다. 만성으로 몇 년간 고생했던 질환이 한약 한 제만으로도 확 개선될 때의 보람은 한의사로서 보람과 긍지를 느끼게 한다.

한약은 제형이 다양하다. 우리가 흔히 알고 있는 것은 탕약으로 약제를 물에 달여서 그 액을 복용하며 탕제(湯劑)에 해당한다. 소화제로 흔히 먹는 동그랗고 작은 환제(丸劑)가 있고, 며칠 동안 푹 고아서 만든 경옥고 같은 고제(膏劑)가 있으며 가루약으로 먹는 산제(散劑)가 있다. 그 외에 외용으로 쓰는 제형들이 있다. 요즘에는 복용이 편리하도록 스틱형에 짜서 먹는 연조 형태나 물이 없이도 입에 넣으면 녹아서 복용이 편한 과립제도 있다.

앞서 설명한 제약회사에서 나오는 보험 한약을 제외하고 모든 한약 제제는 비급여에 속한다.

현재 첩약 건강보험 적용을 하기 위한 시범사업이 진행 중인데 보험을 적용하는 절차와 비용의 문제성이 있다. 서로 만족할 수 있는 접점을 찾아 환자에게 한약에 대한 문턱을 낮출 수 있으면 좋겠다.

한약 다음으로 많이 시술되는 항목이 바로 약침이다.

내가 병원에서 수련을 받던 2000년 초반까지만 해도 소수의 한의사가 사용했으나, 이제는 어느 한의원에서나 쉽게 볼 수 있는 보편적인 치료법이 되었다.

약침 요법이란 한약재에서 각 방식에 맞는 방법으로 추출한 약침 제제를 경혈에 주입하는 것이다. 단일 한약재는 물론이고 처방으로 구성된 여러 한약재에서 추출할 수 있어서 종류가 다양하다. 대표적으로 자하거 약침, 황련해독탕 약침, 중성어혈 약침, 산삼 약침 등이 있다.

특히 벌침에서 추출한 봉독 약침은 많은 불순물을 제거하여 유효성 분만 남도록 정제하였지만 드물게 아나필락시스가 나타날 수 있기에 꼭 전문가인 한의사에게 맞아야 한다.

그 밖에 한방물리요법으로 한의원에서 주로 받는 전기물리치료요법이 있다. 중주파에 해당하는 ICT나 저주파에 해당하는 TENS를 많이 사용하는데 대부분 한의원에서는 비용을 받지 않는 경우가 많다. 병원에서는 모두 보험 적용으로 비용을 내지만 아직 한의원에는 보험 적용이 안 되기 때문이다. 그리고 고주파는 ICT, TENS와는 달리 심부열을 발생시키기 때문에 시술자가 계속 통증 부위 주변을 계속 문지르면서 옆에 있어야 한다. 그래서 대부분 비급여 비용을 청구한다.

테이핑 요법은 급성 염좌나 관절의 아탈구가 있을 경우 시술한다. 테이핑은 파스와는 달리 소염작용이 있지 않다. 그래서 테이핑을 파스처럼 아픈 부위에 그냥 붙여서는 의미가 없다. 최근에는 테이핑과 파스를 합친 테이핑 파스가 나오기도 한다.

상(象)을 아시나요?

한의학은 오래된 학문이다. 대략 중국의 춘추전국시대부터 체계가 잡혔으니, 지금까지 약 2,500년 정도 이어져 오고 있다. 과학이 발달한 지금과 달리 살아 있는 사람의 인체 내부를 들여다볼 수 없는 시대였다. 그렇다고 사람이 아플 때 몸 안에 어디가 문제인지 궁금한 것은 그때나 지금이나 똑같을 것이다. 그래서 옛사람들은 상에 대한 관심이 많았다. 상이란 '드러난다'는 뜻이다. 몸 안이 뭔지 모르는 블랙박스라 할 때 박스에서 하나씩 꺼내 본 것들로 블랙박스의 상태를 알고 싶었다. 사람의 얼굴에 드러난 것을 보고 판단하는 것이 관상이라면, 한의학에서는 얼굴뿐만 아니라 몸 밖으로 드러나는 모든 것을 보고 안에 숨겨진 문제를 찾으려고 하였다. 즉 형상(形象)을 중요하게 여겼다. 인중의 길이로 소장을, 코의 길이로 대장을 보고 콧구멍의 크기로 방광의 타고난 기능을 본다. 사지의 살을 보고 비위의 기능을 판단한다.

진단에서도 많이 활용하는데 그 형상만 보는 것이 아니라 색과 소리도 중요하게 여긴다. 몇 가지 예를 들면 아래와 같다.

피부가 윤택하면 예후가 좋으나 신체가 마르면 예후가 나쁘다.

벽을 보고 몸을 웅크리고 있는 것은 냉으로 인한 경우가 많다.

입술이 푸르고 얼굴이 검으면 냉으로 인한 것이다.

목소리가 탁한 것은 담이 막고 머물러 있는 것이다.

목소리가 맑은 것은 한기가 내부에 머물러 있는 것이다.

이뿐만 아니다. 한의학에서는 간, 심, 비, 폐, 신, 즉 오장이 중요하다. 자연계와 인체에 있어서 그 성질을 오행에 따라 목, 화, 토, 금, 수로 분류하였는데 이를 오장에 배속시켰다. 이를 '장상론(臟象論)'이라 한다.

예를 들어 목에 배속되는 것으로 푸른색, 화내는 것, 신맛, 눈, 근(힘줄, 인대), 손발톱 등이 있다. 만일 어떤 환자가 화를 잘 내고 눈에 충혈이 잘된다면 간 기능이 항진되었을 가능성이 높다. 근의 기능이 문제가 생기거나 손발톱의 변화가 관찰된다면 간의 기능 이상을 고려한다. 또한 간은 목의 기운으로 계절에서는 봄에 해당하는데, 간 기능이 떨어진 사람은 봄이 오면 증상이 호전될 수 있다고 예측할 수 있다.

환자의 목소리를 듣고, 몸에서 특정 냄새가 나는지, 가래 소리가 있는지, 몸이 차가운지, 땀이 많이 나는지, 변비나 설사를 하는지 등등 많은 증상의 유무를 확인하여 어느 곳에 문제가 있는지 찾는다.

이렇듯 오장은 내 몸 안에 깊숙이 감춰져 있어서 직접 살펴볼 수가 없다. 그래서 밖으로 드러나는 여러 증상을 보고 어떤 장에 어떤 문제가 있을지 예측하고 치료도 한다. 이 과정을 거치면 환자를 전체적으로 파악할 수 있게 되어 나무뿐만 아니라 숲까지 볼 수 있게 된다.

현대에는 초음파, X-ray, CT, MRI 등 다양한 의료기기를 통해 인체 내부를 직접 볼 수 있어서 상에 대한 필요성을 덜 느끼는 것 같다. 하지만 환자를 진찰하면서 상을 보는 것으로도 많은 정보를 취할 수 있고, 이를 통해 필요한 검사를 적절하게 하면 금상첨화이지 않을까?

오행의 귀류

구분	목(木)	화(火)	토(土)	금(金)	수(水)
五臟(오장)	肝(간)	心(심)	脾(비)	肺(폐)	腎(신)
六腑(육부)	膽(담)	小腸(소장)	胃(위)	大腸(대장)	膀胱(방광)
五季(오계)	春(춘)	夏(하)	長夏(장하)	秋(추)	冬(동)
五方(오방)	東(동)	南(남)	中央(중앙)	西(서)	北(북)
五色(오색)	靑(청)	赤(적)	黃(황)	白(백)	黑(흑)
五情(오정)	怒(노)	熹(희)	思(사)	憂悲(우비)	恐驚(공경)
五官(오관)	目(목)	舌(설)	口(구)	鼻(비)	耳(이)
五臭(오취)	臊(조)	焦(초)	香(향)	腥(성)	腐(부)
五主(오주)	筋(근)	脈(맥)	肉(육)	皮(피)	骨(골)
五華(오화)	爪(조)	面(면)	脣(순)	皮毛(피모)	髮(발)

기(氣)와 혈(血)이 뭐예요?
경락은요?

한의학에서 말하는 기(氣)는 크게 2가지로 구분할 수 있다. 하나는 에너지 측면이다. 우리 몸을 비롯해서 자연계에 움직임이 있게 하는 모든 에너지를 기로 볼 수 있다.

흔히 기운이 없다, 기력이 떨어진다는 것은 우리 몸의 에너지가 부족해지는 것이다. 모든 사물은 작동하기 위해서 형(形)과 기가 필요하다. 형이란 형체를 의미하는데, 휴대폰을 예로 들면 휴대폰 본체인 형이 있고 그를 작동시키기 위한 에너지로 전기가 필요하다. 이 2가지가 동시에 존재해야 휴대폰의 온전한 기능이 발휘될 수 있다.

두 번째는 기능적인 면이다. 인체 오장육부는 각각 하는 역할이 있는데 이 기능을 담당하는 것이 기다. 예를 들어 폐는 호흡 기능이 있는데, 이를 통해 공기를 들이마시고 가스교환까지 이루어지면서 기를 만들어 내고 주관한다. 다른 어떤 장부보다 호흡이 끊기면 기를 만

들어 내지 못하고 사망하는 것이다. 호흡은 피부에서도 이루어지는데 땀을 조절하고 외사에 대한 방어 역할을 하는 것도 기이다. 심장은 어떠한가? 심장의 대표적인 기능은 추동 기능이다. 즉 심장박동을 통해 혈액을 온몸으로 보내는 역할이다. 이런 것을 심기라 표현한다. 비(脾)기는 소화를 담당하는데, 위를 통해 들어온 음식물을 소화시켜서 정미로운 물질을 흡수하여 온몸으로 보내는 역할을 한다. 또한 혈액이 혈관 밖으로 새어 나가지 않도록 하는 역할도 하고 있다. 그래서 소화 기능이 떨어지면서 배가 냉해지고 설사나 복통이 생기거나 출혈 증상이 잘 발생한다면 비기허를 의심한다.

그 외에 일반적으로 기가 하는 역할로 면역기능을 담당하고, 인체를 따뜻하게 해주는 역할을 한다. 내 몸에서 불필요하게 땀이나 소변 등으로 과하게 빠져나가지 않거나 인체 장기가 제자리를 유지하도록 잡아주는 고섭(固攝)작용 역시 기의 역할이다.

이런 역할을 하는 기가 다니는 큰 길이 있는데 이를 12경맥이라고 한다. 그리고 추가로 인체 중앙 전면 부위와 후면 부위 한가운데를 통과하는 임맥과 독맥이 있다.

도로에는 경부고속도로, 서해안고속도로같이 중심이 되는 고속도로도 있고 이를 연결해 주는 작은 고속도로도 있으며 톨게이트를 나오면 국도와 지방도로가 있다. 인체에서도 큰길은 경맥(經脈)이고 작은 고속도로는 경별(經別)이라 하며 국도나 지방도로에 속하는 것이 락맥

(絡脈)이다. 흔히 경맥과 락맥을 합쳐 경락이라 부른다. 이렇게 해서 기는 우리 온몸에 미치지 않은 곳이 없게 된다. 그리고 각 도로를 따라 물류가 모이는 거점이 있듯이 인체에서 이에 해당하는 부위가 경혈(經穴)이다.

혈(血)이란 비위의 소화를 통해 영양이 풍부한 물질이 진액과 합쳐져 붉게 변한 것이라 하는데 현재의 혈액과 거의 유사하다. 주로 하는 역할은 우리 온몸의 조직에 영양공급을 하고 촉촉하게 해주는 역할을 한다. 그리고 정신활동과 밀접한데 대량 출혈이나 만성 출혈, 배고픔 등으로 혈이 부족하게 되면 의식 수준이 떨어지거나 건망증이 발생하기 쉽다.

혈은 혼자서 다닐 수 없다. 이를 끌고 가는 것이 기의 역할이다. 이제 막 사망한 사람의 혈액은 살아 있을 때와 거의 차이가 없지만, 기가 없기 때문에 흐르지는 않는다. 그래서 혈의 흐름에 있어서 기가 중요하다.

침 맞은 후 궁금해요

| 매일 침 맞아도 괜찮아요? |

급성 허리 염좌로 내원한 30대 여성 환자에게 1주일간 침 치료를 받으시라고 한 적이 있다. 세 번째로 오셔서 침 치료를 받으면서 물으셨다.

"원장님 이렇게 침 자주 맞아도 돼요?"
"네, 아무 문제 없으니 걱정 안 하셔도 돼요. 입원하신 분들은 하루에 두 번씩 맞기도 한답니다."

손가락 통증이나 승모근 부위 통증으로 내원하시는 60대 중반의 여성 환자는 건강에 관심이 많으시고 운동도 열심히 하신다. 침을 거의 매일 맞으러 오시는데 침 개수에 민감하다.

"원장님 오늘은 여기, 여기에만 맞을래요. 많이 놓지 말아 주세요."
"침 맞으면 힘드신가요?"
"네. 침 많이 맞으면 기가 빠져나간다고 하는데 저는 맞는 거 같아요."

침을 맞으면 기력이 떨어진다고 느낄 정도라면 극도로 몸이 허해진 경우이거나 침을 맞는 것이 겁이 나고 두려워 침 맞는 동안 계속 긴장 상태를 유지한 경우이다. 전자라면 침을 맞으면서 뜸과 한약을 병행하여 정상적인 상태로 기력을 끌어올려야 한다. 후자라면 침 맞아도 괜찮더라는 경험을 통해 몸과 마음을 이완하면 한결 수월하게 치료를 받고 기운이 빠진다는 느낌은 덜할 것이다.

환자 입장에서 침이라는 도구가 내 몸 안에 들어가는 것이니 당연히 걱정할 만하다. 그렇지만 요즘 한의원에서 맞는 침이라면 하루 한 번 맞는 횟수 때문에 걱정할 것이 없다. 예전에 세공이 발달하지 않았을 때는 침이 바늘같이 굵어서 침을 빼고 나서 기가 같이 빠져나간다는 설이 있었다. 그래서 침법 중에 기를 조절하기 위해 침을 빼고 나서 바로 손가락으로 혈자리를 막거나 그대로 두는 방법이 있다.

내가 20년 전 수련할 때까지만 해도 가장 많이 쓰는 침의 굵기는 0.30mm였다. 그것보다 더 굵은 대침을 사용하기도 했다. 그러던 침 굵기는 0.25mm를 거쳐 현재는 0.20mm를 많이 사용한다. 굵기가 가늘수록 환자에게 놓을 때 통증이 덜하기 때문이다. 특히 젊은 환자는 침을 맞아본 경험이 적어 아플까 봐 겁내는 경우가 많다. 물론 강한 자극을 줘야 할 때는 더 굵은 침을 사용한다. 0.20mm의 굵기는 바로 발침하고 나서 침 맞은 부위를 찾기가 어렵다. 경혈 자리가 바로 닫히기 때문에 기가 빠져나갈 것도 없다. 그러니 침 때문에 몸이 안 좋아질 거란 걱정은 안 해도 된다.

| 침을 맞았더니 어지러워요 |

대학에서 경혈학을 실습할 때였다. 경혈 자리를 배우고 학생끼리 서로 침을 시술하는 시간이다. 당시 한 여학우가 앉아서 승모근 주위로 침을 맞았는데 식은땀을 흘리며 어지럽고 속이 안 좋다고 하였다. 즉시 발침하고 눕혀서 조이는 옷을 풀어주고 잠시 휴식을 취했더니 회복되었다.

간혹 침이나 주사 같은 침습적인 치료에 대해 공포를 느끼고 있는 분들이 있다. 극심한 두려움 때문에 침을 맞기 전부터 긴장된 상태를 유지하고 침을 맞으면 심할 때는 미주신경 장애로 훈침이 나기도 한다. 위 사례처럼 몸이 나른해지면서 어지럽다든지, 속이 메슥거려서 구토하고 싶다든지, 심하면 실신할 수도 있다. 이러한 훈침은 편하게 눕히고 안정을 취하면 후유증 없이 회복된다. 이런 경험이 있는 분이라면 꼭 한의사에게 미리 알려줘서 다칠 위험이 없는 자세로 치료를 받는 것이 좋다. 몸에 꽂혀서 유지하는 일반적인 침법뿐만 아니라 스티커같이 붙이는 방법도 있고 순간적으로 침이 들어갔다 나오는 방법도 있으며 자입을 안 하고 작은 봉의 형태로 혈자리를 눌러서 경혈을 자극하는 안전한 방법도 있기 때문이다.

훈침은 누구에게나 있을 수는 있지만 흔한 것은 아니다. 그동안 내가 봐온 훈침은 앞서 언급한 대학 때 실습할 때만 경험했을 정도이다.

| 허리가 아파서 침을 맞았더니 허리에 힘이 안 들어가요 |

흔히 물건을 들거나 운동을 하다가 허리를 삐끗해서 병원에 가는 경우가 많다.

문진과 이학적 검사를 통해 뼈나 신경의 문제가 아닌 근육 염좌로 진단되는 경우가 대다수이다. 허리를 꼼짝하지 못할 정도로 아파서 한의원에서 침과 물리치료까지 다 받고 일어나려는데 허리에 힘이 안 들어가면서 더 거동이 힘들다는 분들이 드물게 있다. 환자분들은 치료를 잘못 받아서 그런 거 아닌가 생각하실 수 있는데 한의사들은 침으로 허리를 못 쓰게 하는 기술은 배운 적도 없거니와 그렇게 하지도 못한다. 침을 맞아도 증상이 더 심해지는 단계였거나, 일반적으로 침치료와 더불어 시술하는 중주파 같은 물리치료기나 핫팩이 긴장된 근육을 이완시켜서 일시적으로 그런 경우가 생길 수 있다. 허리 근육이 긴장되어서 조금만 움직여도 아프던 것이 통증이 완화되면서 근육이 풀리니 일시적으로 허리에 힘이 안 들어가는 느낌이 생기는 것이다. 그래서 만성 허리통증이 아닌 급성으로 병원에 오면 마지막에 핫팩은 짧게 하거나 때에 따라 아이스팩을 쓴다. 그리고 환자에게 치료 후 일시적으로 허리에 힘이 안 들어가도 나아가는 과정이라고 미리 말씀드리면 지금까지 문제가 됐던 적은 없었다.

| 침 맞고 술 마셔도 돼요? |

여러분들이 한의원에서 침을 맞는 경우는 크게 2가지이다. 첫 번째는 목, 허리, 무릎 등등 통증 때문에, 두 번째는 소화불량이나 불면 같은 내과 질환 때문이다.

흔히 "不通則痛, 通則不痛"이라 하여 내 몸 어딘가 막히는 곳이 있으면 통증이 생기고, 잘 통하면 아프지 않다고 한다. 침은 이렇게 막힌 곳을 뚫어주는 효과가 크다. 그래서 한의원에 가면 통증이 있는 곳뿐만 아니라 기가 흐르는 여러 경혈 자리에 침을 맞는다. 실제로 이렇게 침을 맞으면 내 몸에서 통증을 줄여주는 신경 물질이 분비된다.

또한 침 치료는 "조기(調氣)"라 하여 기의 흐름을 조정하여 안정시키는 효능이 있다. 그래서 자주 화가 난다든지, 우울하다든지, 걱정이 너무 많거나 불안해하는 정신적인 문제부터 딸꾹질이나 속이 울렁거림, 기침 같은 비정상적인 기의 운동을 조절한다.

이러한 침의 효능이 술과는 어떤 관계가 있을까?

술 역시 예전부터 치료에 중요한 역할을 했다. 술은 피를 잘 통하게 하여 막힌 곳을 풀어주는 효능이 있다. 이런 목적으로 한약재를 술과 함께 볶아서 쓰거나 한약 달일 때 물과 함께 청주를 첨가하기도 한다. 그러나 무엇이든 과한 것이 문제이다. 술은 습(濕)과 열(熱)의 성질을 동시에 가지고 있어서 과하면 습의 성질 때문에 소화기에 부담을 주고 몸이 무거워지며, 열의 성질 때문에 쉽게 사람이 흥분하고 얼굴이 붉어진다. 그래서 정상적인 기의 흐름을 방해하기 때문에 과음하면 두통, 구역감, 구토 및 설사를 한다. 또한 술은 염증반응의 회복을 늦추기 때문에 대부분의 병원에서 술을 마시지 말라고 하는 것이다.

그래서 여러분이 한의원에서 침 치료를 받았다면 술은 취기를 느끼지 않을 정도로 과하지 않게 반주 정도로만 마시는 것이 좋다. 만성질환으로 계속 치료를 받는데 한 모금의 술도 마실 수 없다면 삶의 즐거움이 떨어지지 않을까?

| 침 맞고 사우나나 운동은 해도 되나요? |

침을 놓을 때 몸을 보하는 방법이 있고 반대로 사하는 방법이 있다. 침을 놓은 방향과 회전하는 방향, 빨리 넣느냐 아니면 뺄 때 빨리 빼느냐 등등 다양하다. 기본적으로 침을 빨리 빼고 그 혈자리를 막는 것이 보하는 방법이고 천천히 빼고 그 혈자리를 그대로 두는 게 사하는 방법이다. 기가 빠져나가지 않게 해야 보법이 되는 것이다. 대부분 통

증 때문에 침 치료를 받는 분들은 사법을 위주로 한다.

대부분 환자는 막힌 부분을 뚫어 통하게 하는 치료를 받기 때문에 기가 더 빠져나가지 않도록 하는 게 좋다. 그래서 침을 맞은 당일에는 사우나를 권하지 않는다.

기가 허할 때 나타나는 대표적인 증상이 자한(自汗)이다. 즉 내가 일부러 땀을 내려고 하는 게 아니라 조금만 움직여도 땀이 나는 것이다. 일부러 땀을 과하게 빼면 기가 빠져나간다. 운동으로 땀을 많이 빼면 평소보다 더 피곤해질 수 있다. 활기차게 걷는 정도나 숨이 차지 않게 뛰는 정도의 유산소 운동이 무난하다. 근력운동을 한다면 평소보다 강도를 70% 이하로 낮추고 횟수를 30% 정도 늘리되 마지막에 쥐어짜는 느낌이 들지 않아야 한다.

| 침 맞고 샤워해도 괜찮나요? |

침을 맞는 환자에게 흔히 듣는 질문 중의 하나가 오늘 샤워해도 괜찮냐는 거다. 침이라는 도구가 내 몸에 들어가고 나오니, 감염에 대해 걱정하시는 것 같다.

내가 학교에 다니던 1990년대에 매년 하계 의료봉사를 갔다. 당시 선배님이신 대학병원 교수님께 침을 지원받곤 했다. 그때만 해도 한

번 사용한 침을 소독 멸균하여 재사용했었다. 침은 멸균이 되더라도 침 끝이 무뎌지기 쉬우니 자입감이 좋지는 않았었다. 그런데 요즘에 재사용하는 침은 없다. 한 번 사용한 멸균된 침은 바로 의료폐기물함으로 직행한다. 침을 맞을 부위에 알코올 소독을 하고 침을 맞으면 감염에 대해 걱정할 게 없다. 더구나 0.20mm 정도의 굵기는 침을 빼고 나서 바로 아물기 때문에 치료받고 나서 샤워한다고 전혀 문제가 되질 않는다. 피를 빼는 습부항을 하고 나서도 마찬가지다. 습부항을 할 때도 일회용 멸균 란셋과 부항 컵만을 사용하기 때문에 샤워 시 문제가 없다. 다만 란셋의 굵기가 침보다 훨씬 굵은 26 게이지나 30 게이지이기 때문에 대중탕에서 몸을 담그는 것은 하지 마시라고 안내한다.

| 침 맞은 부위가 빨갛고 가려워요 |

요즘 주로 맞는 침은 굵기가 가늘고 멸균된 일회용이기 때문에 침을 빼고 나면 어디에 맞았는지 찾기도 힘든 경우가 대부분이다. 하지만 드물게 침을 맞은 부위가 벌겋게 자국이 남거나 가려움을 호소하는 경우가 있다. 이것은 가벼운 알레르기 반응으로 침의 재질에 대한 반응이다. 요즘 사용하는 침은 스테인리스라 철과 같은 금속에 비해 피부 자극이 덜하지만, 사람에 따라 알레르기 반응이 나타날 수 있다. 가만히 두기만 해도 자연히 회복되지만, 많이 가려울 때는 시원하게 물파스를 바르거나 항히스타민제를 복용해도 도움이 된다.

추나가 뭔지 궁금해요

춘추전국시대부터 한나라 때 쓰인 것이라 추정되는 한의학의 경전 『황제내경』에는 지역에 따른 환자의 질병군이 다를 수 있고 치료법도 달라야 한다면서 그 치료법 중 하나로 '도인, 안교'가 제시되어 있다. 도인이란 정신 집중하고 호흡을 조절하는 수련법이라면 안교는 안마 같은 수기법을 의미한다. 안교에서 발전된 것이 추나이다. 추나라는 용어는 명나라 때부터 처음 언급되었으며 청대에 나온 『의종금감(醫宗金鑑)』에 정골팔법(正骨八法)에서 정식으로 수기요법의 명칭으로 분류했다. 우리나라에서는 추나의 명맥이 끊겨 있다가 1980년대 후반부터 현 자생의료재단 설립자인 신준식 이사장을 비롯한 몇몇 한의사들이 다시 복원하기 시작하였으며 1990년대부터 일선 한의원에도 많이 보급되었다. 한동안 비급여로 시술이 되다가 2016년부터 보험급여 시범사업을 거쳐 2019년부터 건강보험이 적용되었다.

추나요법이란 한의사가 손이나 다른 신체 부위를 이용하거나 추나 테이블 같은 보조 기구를 이용하여 환자에게 자극을 줘서 기능적이나 구조적인 문제를 치료하는 수기요법이다. 추나는 '밀 추(推)'와 '잡을 나(拿)'라는 의미로, 현대에 복원하는 과정에서 전통적인 수기법뿐만 아니라 카이로프랙틱이나 정골의학을 비롯한 많은 수기법을 받아들이고 체계를 수립했다. 시간이 지날수록 한의사들이 임상 연구를 통해 많은 수기법 중에 취사선택하면서 현재의 추나요법이 만들어졌다. 그리고 지금은 주로 미국의 정골의학과 국제교류를 하고 있다.

추나가 건강보험 적용이 되면서 많은 한의사가 거의 필수적으로 추나를 배우고 임상에 적용하고 있다. 한의대 학부 과정 중에 추나를 일차적으로 배운다. 그리고 별도로 척추신경추나의학회에서 시행하는 120시간의 정규 워크숍을 통해서 이론과 실기를 전문적으로 배우기도 한다. 정규 워크숍을 마치면 필요에 따라 추가로 60시간의 심화 워크숍을 한다. 추나를 전문으로 하는 한방재활의학과 전문의는 정규 워크숍 과정이 필수적이다. 추나는 단순추나와 복잡추나로 구분되며 복잡추나는 단순추나에 관절교정 같은 전문기술이 추가로 들어간 것이다. 급성 염좌로 근육이나 관절을 가볍게 풀어주기만 한다면 단순추나로, 고착이나 변위가 있다면 교정까지 하는 복잡추나로 시술한다. 일반 침이나 부항 같은 치료법이 치료 횟수에 제한이 없고 본인부담률이 30%인 데 비해, 추나는 연 20회로 한정되어 있고, 본인부담률이 50%~80%에 이르러 아직 환자의 부담이 크다. 본인부담률도 낮추고 횟수 제한도 없애서 많은 환자가 부담 없이 치료받으면 좋겠다.

약침이 뭐예요? 봉침은요?

한의원에서 하는 침, 뜸, 부항 같은 여러 시술들에 비해 약침은 사용된 지 얼마 안 된 시술법이다. 2000년 초반 내가 전문의 수련할 때 의국에서 약침을 사용하자고 병원장님께 건의한 적이 있었다. 병원장님은 생소한 약침의 부작용에 대한 불안감 때문에 사용을 못 하게 하셨다.

이제는 여러분들이 한의원에 가면 원장님이 "약침 먼저 놔드리고 침 맞겠습니다."라고 하는 말을 자주 들을 것이다.

약침은 한 종류가 아니다. 무균실을 갖춘 원외탕전원(여러 한의사들이 공동으로 사용하기 위한 탕전실을 둔 시설)에서 한 가지 또는 여러 가지 한약재에서 다양한 방식으로 유효성분을 추출한다. 인태반에서 유래한 자하거에서 추출하면 자하거 약침이 되고, 황련해독탕이라는 처방에서 추출하면 황련해독탕 약침이 되는 것이다. 환자의 증상에 맞게 다양하게 응용한다. 화병이 있거나 목덜미로 열이 올라간다는 분들에게는 황련해독탕을 가슴 뼈에 위치한 단중혈이나 후두부 쪽의 풍지혈에 사용하고, 국소 근육통이 있을 때는 중성어혈 약침을 해당 부위에 시술한다. 한약재의 종류가 다양하고 처방은 무궁무진하기에 예전부터 현재까지 많이 사용하는 약침이 있고, 계속해서 새로 개발되기도 한다. 기력 회복과 면역력을 향상하는 산삼 약침이나 녹용 약침이 대표적이다. 이런 약침은 수액 맞듯이 정맥에 주입하는 혈맥 약침으로 사용되기도 한다. 일반적으로 약침은 식물성 약제에서 추출하기도 하지만 동물성 약제에서도 추출한다. 지네를 본초학에서는 오공이라고 하는데 여기서 추출한 오공약침은 통증 질환에 많이 응용한다. 살모사 같은 독사에서 추출한 사독약침도 있다.

그리고 많이 쓰이는 봉침이 있다. 꿀벌의 독에서 추출한 것이 봉독약침이다. 예전에는 봉독이 효과가 좋다고 양봉하는 곳에서 생벌을 환자에게 직접 시술한 적도 많았다. 그래서 환자에게 "봉침 놔드릴 거예요."라고 말씀드리면 간혹 "벌 무서워서 못 맞아요." 하면서 생벌을 사용할 줄 알고 계신 분이 있다. 현재 한의원에서 사용하는 봉침은 꿀벌에서 분비되는 성분 중 알레르기를 유발할 수 있는 불순물을 거의 제거하여 유효성분인 멜리틴이 99% 이상인 것을 사용한다. 봉침은 기본적으로 항염증, 진통 효과가 뛰어나다. 벌에 쏘이면 그 부위가 붓고 열나듯이 봉침 자체가 염증을 유발하나, 하루 이틀 지나면 오히려 염증 부위를 가라앉힌다. 또한 면역조절 작용이 뛰어나 류머티즘 관절염, 전신성 홍반성낭창, 강직성척추염 등 자가면역질환에 많이 응용한다.

봉침은 정제 기술이 발달하면서 부작용이 많이 없어졌지만 드물게 나타날 수 있다. 시술 부위가 붓고 가려운 것은 가만히 둬도 보통 2~3일 있으면 가라앉으니 별다른 문제가 없다. 냉찜질을 하거나 시원한 쿨파스를 바르면 덜해진다. 그래도 가려움이 참기 힘들다면 약국에서 항히스타민제를 사서 복용하면 괜찮아진다. 드물게 환자가 땀을 흘리고 숨이 가쁘면서 호흡이 안 좋아지고 심하면 쇼크에 빠지는 아나필락시스가 올 수가 있다. 그래서 봉침 시술 전 알레르기 테스트 및 주의사항에 대해 환자에게 미리 알려주는 게 필요하다. 만일을 대비해 항상 응급 처치 키트를 원내에 구비해 둔다. 그러나 20년 이상 임상을 하면서 내가 직접 경험해 본 적은 한 번도 없으니 흔한 건 아니다.

봉침이나 약침의 치료 주기는 대략 주 2~3회이다. 중성어혈 같은 경우 매일 맞아도 문제가 되지 않으나 봉침은 그렇지 않다. 대부분 봉침을 맞고 하루는 더 뻐근한 경우가 많고 다음 날부터 통증이 덜하고 부드러워지는 경우가 많다. 그래서 며칠간의 간격을 두고 맞는 것이 좋다. 자하거 약침 역시 조직 재생을 돕기 때문에 매일 맞는 약침이 아니다.

치료 기간에 있어서 급성인 경우 한두 번만 치료를 받아도 나아질 수 있으나 만성인 경우 최소 2주~3개월까지 걸릴 수 있다. 궁금할 때 담당 원장님께 문의해 보는 것이 가장 좋다.

알쏭달쏭 사상체질

| 저의 사상체질은 뭔가요? |

얼마 전 허리가 아픈 환자를 진료하고 치료실로 안내하는데 환자가 불쑥 질문을 했다.

"원장님, 제 체질이 뭐예요?"
"사상체질 말씀하시는 건가요?"
"네. 소음인, 태음인 이런 거요."
"이렇게 짧게 외모 보고 사상체질을 바로 알 수 없어요."
"아 그래요?"

방송이나 인터넷에서 사상체질을 자주 접하다 보니 본인의 체질이 궁금할 것이다. 사극을 대표하는 배우 최수종 씨가 이제마 선생 역할로 「태양인 이제마」라는 드라마가 방영된 적이 있었다.

사상의학이란 조선 말 유의였던 이제마 선생이 창시한 것이다. 중국이나 일본의 한의학과 차별되는 우리나라만의 독특한 의학이다. 사람은 누구나 태양인, 소양인, 태음인, 소음인 중 하나에 속하게 되며 각기 독특한 평소 증상과 병증을 보인다는 것이다. 이제마 선생은 태음인이 50%, 소양인이 30%, 소음인이 20%이고, 태양인은 0.1%로 보기 드물다 하였다. 또한 체질을 판별할 때도 그 얼굴을 비롯한 체형을 자세히 살피되 두 번, 세 번 반복해 고려해야 하고, 털끝만큼의 의혹도 없을 때 약을 투여하라고 했다. 특히 병이 중하거나 위급하다면 한 첩의 약도 환자에게 심각한 해를 줄 수 있으니 경솔하게 약을 쓰지 말라고 하였다.

그런데 인터넷에 떠도는 사상체질에 대한 것을 보면 이해하기 쉽게 쓰거나 도식화하여 누구나 간단히 자신의 체질을 알 것 같은 생각이 든다. 그러나 실제 임상하면서 환자의 정확한 사상체질을 감별하기란 쉽지 않다.

이제마 선생은 자신의 저서에서 사상체질 감별을 위한 여러 가지 힌트를 제시해 두었다. 외모, 평소 가지고 있는 마음가짐, 병이 생기기 전 평소 몸의 상태(소증이라 한다), 병이 생겼을 때 나타난 몸의 상태(병증이라 한다) 등등이 있다. 이 중 주변에서 쉽게 접하는 정보는 외모로 판단하는 것이다. 환자의 사상체질과 현재 몸의 상태를 파악하는 것은 위에 언급한 4가지를 종합적으로 참고해야 한다. 그렇지 않으면 부족한 정보로 인해 잘못된 판단을 할 가능성이 높다.

한의대 사상의학 교실에서는 각 체질에 따른 표준 얼굴형을 제시하고 있다. 그 얼굴형을 자세히 보면 차이점이 보이지만 전문가가 아닌 사람이 봐서는 그 차이의 요점을 알기가 어렵다. 한의과 대학에서 사상의학을 배우기는 하지만 임상에서 적용하기가 쉽지 않기 때문에 졸업 후에도 지속적으로 공부하는 한의사들이 많다. 또한 사상의학 전문의가 있어서 수련하는 동안 체질에 따른 연구와 임상을 한다. 나는 사상의학 전문의가 아니지만 수련할 때 사상의학에 빠져 공부를 했고, 임상을 하는 지금도 사상의학 관련 강의를 듣는다. 그래도 환자에게 바로 "당신의 사상체질은 이것입니다."라고 말하기는 너무나 조심스럽다. 특히 사상체질에 관심이 있으신 분들은 체질에 따라 음식을 조절하려는 분들이 계시기 때문에 더욱 그렇다. 혹여나 나의 잘못된 판단으로 환자가 잘못된 식습관을 가지게 된다면 큰 누가 될 수 있다. 그리고 체질이 누가 봐도 태음인이 있는가 하면, 태음인 60%에 소음인 40% 가능성으로 판별할 때도 있다. 명확히 나누기 어려울 때가 많기 때문에 가장 가능성이 높은 체질에 맞춘 한약을 처방해서 경과를 보고 관찰한다. 체질에 맞는 처방이면 효과가 빠르게 나타난다.

| 저의 사상체질이 바뀔 수 있나요? |

"원장님 저는 한약 먹고 체질이 바뀌었어요."
"원장님 저 치료 받으면 체질이 바뀔 수 있어요?"
이런 말을 들으면 잠시 고민을 한다. 사상체질을 의미하는 것인지 아니면 치료 후 예전과는 확실히 몸 상태가 다르게 바뀌었다는 의미인지.

사상의학의 기본 전제 2가지는 다음과 같다.
첫째, 모든 사람은 사상체질 중 하나에 속한다.
둘째, 본인의 사상체질은 변하지 않는다.

이 전제를 바탕으로 하면 당신이 치료를 받아서 나아졌다고 사상체질이 바뀌지는 않는다.

그렇다면 위 질문은 어떤 상황인 걸까? 앞서 사상체질을 판별하려면 병이 생기기 전 평소 건강상태, 즉 소증이 있고 병에 걸리고 난 후의 몸 상태 즉 병증이 있다고 하였다. 이 소증은 각 체질 및 그 세부 유형에 따라 타고난다. 어떤 사람은 타고날 때부터 돌도 씹어 먹을 만큼 소화가 잘되고 어떤 사람은 조금만 과식해도 부대끼는 사람이 있지 않은가? 누구는 평소 추위를 많이 타고 누구는 더위를 많이 탈 수 있다. 이렇게 각 체질에 따라 자신만의 평소 건강상태가 있다. 여기에 어떤 이유로 인하여 몸이 병리적인 상태, 즉 병증으로 바뀐다. 병증이 오래되면 이게 병증인지 소증인지 본인은 구별하기 힘들다. 평소 변을 묽게 보는 정도였는데 지금은 설사를 자주 하거나, 잠을 그럭저럭 자는 편이었는데 요즘엔 잠드는 것도 힘들고 자주 깨서 많이 피곤하다든지 등등.

한의사는 환자의 체질을 감별하고 현재 병증에 맞춰 약을 처방하여 병증 상태를 개선하여 소증 상태로 돌아가게 하는 것이다. 여기서 중요한 것은 환자의 주소증만 호전되는 것이 아니라 전체적인 병증 상태가 개선되는 것이다. 예를 들어 당신이 다한증으로 치료받고자 한다. 어느 순간부터 손, 발로 땀이 많이 나기 시작했는데 그때부터 전보다 더위를 더 타게 되었고 가슴도 답답하면서 잠도 더 못 자고 있다. 대변도 평소 하루에 한 번씩 봤는데 요즘에는 2~3일에 한 번씩 보고 힘들다. 한의원에서 치료를 받았더니 다한증만 개선되는 것이 아니라 더위를 덜 타고, 가슴이 답답하면서 열나던 것도 편해지고 잠도 잘 자게 되었다. 대변도 하루에 한 번씩 편하게 본다. 이렇게 전신적으로 증상이 개선되는 것이다. 그래서 환자는 체질이 바뀌었다고 생각할 수 있다. 환자에게 나타나는 여러 가지 병증을 동시에 해결할 수 있는 것, 이것이 한의학의 매력이다.

그러나 사상의학의 관점에서 볼 때 이는 체질이 바뀐 것이 아니라 병증에서 소증으로 개선시킨 것뿐이다. 태음인은 땀을 잘 흘리는 것이 건강한 상태이다. 소음인은 땀을 많이 흘리면 병이 있는 것이다. 소음인의 몸 상태를 개선하여, 땀을 많이 흘리는데도 몸이 가벼운 태음인의 몸 상태로 만들 수는 없다는 것이다.

| 사상체질에 따른 음식만 먹어야 하나요? |

자신의 체질이 궁금하신 분 중에 특히 자기관리에 신경 쓰시는 분

이 있다. 본인이 암과 같은 큰 병에 걸린 적이 있거나 당뇨병이나 고지혈증 같은 만성질환이 있다면 더욱 그렇다. 이제는 예전과 같이 생활하지 않겠다고 다짐하며 내 몸에 좋은 것을 많이 찾는다.

"원장님 저 체질이 뭐예요?"
"제가 보기에는 소음인에 가까워 보입니다. 저는 체질 전문이 아니라 정확한 것은 사상의학 전문의에게 물어보셔요."
"그런데요 원장님. 저는 돼지고기 먹으면 안 돼요?"
"왜요?"
"제가 체질이 궁금해서 인터넷에서 찾아보니 소음인 같더라구요. 그런데 소음인은 돼지고기 먹지 말라고 해서요."
"돼지고기 드시면 속이 많이 불편하세요? 아니면 몸이 안 좋아지는 느낌이 있던가요?"
"아니요."
"그동안 식사하시면 속이 편한 게 있고 아닌 게 있으셨죠?"
"네."
"그럼 기본적으로 본인의 몸이 내게 맞는 음식과 아닌 음식을 알고 있는 거예요. 먹고 나서 속도 편하고 변 보기도 좋으면 걱정하시지 말고 드세요."

인터넷에 '사상체질 음식'으로 검색하면 수많은 뉴스나 블로그 정보들이 뜰 것이다.
각 체질에 따른 이로운 음식, 해로운 음식이 종류별로 분류가 되어 있다. 육류는 물론이고 흔히 먹는 곡류와 채소, 과일 등등 상당히 상세하다. 이 분류에 따라서만 식사를 한다고 하면 강박증에 걸릴 것 같다. 혹여 자신의 사상체질을 잘못 알고서 음식을 가린다면 식도락도 잃고 건강도 잃는 것이 아닌가? 현대사회는 사상의학을 창시한 이제마 선생이 살아 계시던 조선시대에 비해 훨씬 많은 먹거리가 있다. 해외에서 들어온 다양한 음식 재료는 당연히 사상체질에 따른 분류도 없다. 이 많은 음식을 어떻게 체질에 맞춰서 먹을지 결정할 것인가? 그리고 그 결정이 맞는지 어떻게 검증할 것인가? 최근에는 8체질이 알려지면서 더욱 음식에 관심이 많은 것 같다. 8체질은 2022년 소천한 권도원 박사가 창시한 것으로 체질을 더 세분화해 음식을 분류하였으나 한의학에 기독교적 세계관을 접목하였고 임상 검증시간이 짧아 맹신하지는 않았으면 한다.

다만 한의사들이 처방하는 체질 처방은 체질에 따른 분류가 있다. 이제마 선생이 남긴 책을 보면 각 체질에 따른 처방이 있고, 처방에 들어가는 한약재가 적혀 있다. 그리고 각각의 한약재는 해당 체질에서만 쓰인다. 예를 들어 인삼은 소음인에게만 쓰고 독활은 소양인에게만 사용한다. 사상체질을 위주로 처방하는 한의사는 이 기준에 따라 환자에게 처방한다. 전문적인 부분은 한의사에게 맡기고 여러분들은 먹으면 속이 안 좋거나, 설사나 변비가 생기는 음식들만 주기적으로 먹지 않도록 하면 된다. 먹거리에 있어서 이것 하나만 생각하자. "잘 먹고 잘 싸면 좋다."

| 한의원마다 사상체질이 달라요 |

　환자가 자신의 체질이 뭐냐고 묻는 이유가 단순 확인이 아닌 경우가 있다. A 한의원에서 태음인이라 듣고 그런 줄 알았는데 얼마 전 B 한의원에 갔더니 소음인이라 들었던 것이다. 그래서 뭐가 맞는지 궁금해서 내게 다시 물어보는 것이다. 그럴 때 나의 대답은 한결같다. "저는 잘 모르겠습니다. ○○인 경향이 보이기는 하지만 정확히 알고 싶으시면 사상의학 전문의에게 가보셔요."

　흔히 외모로 사상체질을 떠올리면 이렇다. 소양인은 상체 흉곽 부위가 발달하고 하체 엉덩이가 빈약하며 반대로 소음인은 하체가 발달하고 상체가 빈약하다고 한다. 태음인은 허리 쪽이 튼실해서 몸이 과체중이나 비만같이 넉넉해 보이며 땀도 잘 흘리는 모습이다. 태양인은 목과 어깨가 두껍고 허리는 가는 편이라 하나 임상에서 거의 볼 수가 없다고 한다.

　이러한 외모 유형은 이해를 위해 단순화시킨 것이다. 각 체질에서 세부적으로 들어가면 소양인이라고 모두 위에 언급한 모습이 아니라, 소음인이나 태음인 같은 외형을 지닐 수 있고 다른 체질도 마찬가지다. 그래서 임상을 할 때 외모는 참고로 하고 환자의 소증과 병증을 다 확인하여 가장 가능성 있는 체질로 판단한다. 그리고 판단이 옳았는지는 환자에게 진단에 따른 한약을 투여했을 때 나타나는 병증의 변화로 확인한다. 만일 체질감별이 잘못됐다면 환자는 내가 준 한약을 먹고 효과가 전혀 없거나 오히려 부작용이 생길 수도 있다. 이렇게 사상체질을 정확히 판단하기 어렵기 때문에 사상의학을 창시한 이제마 선생은 몇 번이고 체질을 확인하고 확신이 들면 한약 처방을 하라고 당부했다. 나는 환자가 체질을 궁금해하면 사상체질 전문 한의원으로 안내한다. 물론 사상체질 전문의가 아니더라도 사상체질을 깊이 연구하여 임상에서 뛰어난 효과를 보이는 훌륭한 한의사들도 많이 있다.

만일 당신이 어느 한의원에 갔는데 자세한 문진을 하지 않고 외모와 몇 마디 대화로 당신에게 체질을 알려준다면 그 원장님이 엄청난 사상의학의 고수이거나 잘 모르면서 자기가 아는 대로 말한 사람일 것이다. 임상하는 사람으로서 나는 환자에게 하는 말에 신중해야 한다. 내가 하는 말 한마디가 별거 아닐 수 있지만, 누군가에게는 각인되어 자신의 생활에 영향을 미칠 수 있기 때문이다. 어딘가에서 말한 사상체질을 몇 년이나 몇십 년 그렇게 알고 지낼 수 있다. 맞으면 다행이지만 만일 그릇된 것이라면 그 폐해는 어떡할 것인가?

한약은 언제 먹으면 좋아요?

한의원에 한약 복용을 하러 오시는 분은 크게 두 부류다.

아픈 증상 때문에 이곳저곳에서 이미 치료를 받아봤지만 미진하여 여기서 치료를 받기 위해 오신 분과 본인의 경험상 증상이 생기기 전에 미리 한약을 복용하는 게 좋다는 것을 알고 일정한 때에 찾아오시는 분이 있다. 흔히 전자는 치료약을, 후자는 보약을 처방한다.

한의학에서 사람을 치유하는 것은 농사를 하는 것과 유사하다. 농사란 농군이 농장을 일구면서 야생 동물이나 병충해가 곡식을 해치지 못하도록 관리하는 것이다. 이를 한의학과 비교하면 내 몸은 곡식을 재배하는 농장에 해당한다. 한의사는 농군이고, 병균 같은 사기(邪氣)는 유해 조수에 해당한다. 농군인 한의사는 논밭인 내 몸을 잘 갈아 일구고, 야생 동물에게서 곡식을 지키기 위해 울타리를 치듯 사기로부터 내 몸을 보호한다. 그래서 한의학은 기본적으로 사기가 내 몸을 손상시키지 못하도록 예방하고, 침입한 사기를 죽이지 않더라도 내쫓는 형태의 예방의학의 개념이 강하다. 사냥 도구인 약이나 수술기구로, 사냥꾼인 의사가 사냥감인 병균을 죽이는 형태와 유사한 양의학과 확연히 구별된다.

내 몸의 건강은 면역력 같은 정기(正氣)와 내 몸을 해치는 사기(邪氣)와의 대립이다. "정기탈즉허 사기성즉실(正氣奪則虛 邪氣盛則實)"이라 하여 내 몸의 정기가 부족해지면 허한 상태가 되고 사기가 왕성하면 실한 병증이 된다. 그리고 정기가 왕성하면 같은 상황에 노출돼도 건강한 상태를 유지할 수 있다. 사기가 인체에 침범하면 내 몸의 정기가 사기와 싸워야 하는데 정기가 부족하면 보(補)하는 치료법이 필요하고 사기가 정기보다 왕성하면 사기를 몰아내기 위해 사(瀉)하는 치료법이 필요하다. 그리고 정기의 부족한 정도와 사기의 왕성한 정도에 따라 치료법도 달라진다. 소총 들고 싸워야 할 때가 있고 전차가 있어야 제압할 수 있는 때가 있다. 한약은 내 몸의 정기를 보할 수도 있고 사기를 몰아낼 수도 있다.

한의학에서 치료의 궁극적인 목표는 내 몸의 항상성이 유지되도록 하는 것이다. 어느 한쪽으로 치우침이 없이 몸이 평안하게 하는 것이다. 하지만 현대를 살아가는 우리는 지나침과 부족함이 생기기 쉽다. 스트레스에 많이 노출되어 사소한 것에 화가 나기도 하고 반대로 우울해지기도 한다. 이상기후로 인한 폭한이나 폭염으로 내 몸의 컨디션 변화가 생기기도 한다. 이렇듯 다양한 원인으로 내 몸의 이상이 생겼음을 자각하고 있다면 침, 뜸 등을 포함한 다양한 한의 치료와 아울러 한약은 건강회복을 위한 좋은 치료제다. 교통사고를 비롯한 외상으로 다쳤다면 어혈과 노폐물을 빨리 제거하고 혈관 신생을 촉진하는 한약이 좋다. 오래 이환된 질병이 있다면 담음, 어혈 같은 병리적 산물을 제거하거나 장부의 기능을 회복시키는 한약을 복용하는 것이 도움 된다. 그리고 날씨의 변화가 큰 환절기에는 몸의 면역력이 떨어지기 쉽다. 아직 내 몸의 이상이 발생하지는 않았어도 미리 대비하여 한약을 복용하면 감기나 독감 같은 호흡기 질환에 대한 이환율도 떨어지고 다가올 추위나 더위에 대해서도 몸이 잘 견뎌낸다. 특별한 질환이 없다면 연 2회 정도 한약을 복용하는 것이 좋다.

한약은 질병을 치료할 때나 아직 질병에 걸리지 않은 미병(未病)도 예방할 수 있으니 때에 맞춰 복용하면 건강 유지에 한결 도움이 될 것이다.

한약과 양약을
같이 먹어도 돼요?

환자에게 한약을 처방할 때 자주 오고 가는 대화다.

"현재 복용하시는 양약 있으세요?"
"네, 고혈압약, 고지혈증약, 갑상선약 먹고 있어요."
"고혈압약은 하루에 몇 번씩 드시나요?"
"하루에 한 알이요."
"네."
"원장님. 양약이랑 한약이랑 같이 먹어도 될까요?"
"네. 괜찮습니다. 몸에 무리 가지 않게 처방할 거예요."
"병원에 가면 한약이랑 같이 먹지 말라고 해서요."
"아 네. 병원에서는 어떤 한약을 쓰는지 모르니 그러셨을 거예요. 걱정 안 하셔도 됩니다."

고혈압, 당뇨, 고지혈증 같은 만성질환에 많이 이환된 환자가 많아 나이가 들수록 복용하는 양약들 종류가 많아지고 약의 개수도 늘어난다. 많을 때는 하루에 20여 가지에 달하는 양약을 복용하는 환자도 있다.

"원장님 제가 약을 한 주먹씩 먹어요. 너무 힘들어요."
"꼭 필요한 약을 제외하고는 줄여나가야 할 텐데요. 약 복용이 힘드시겠어요."

병원에서는 각 과마다 약을 처방하니 약의 종류와 개수가 늘어난다. 게다가 한의원에서 한약을 복용하려고 하니 약 부작용을 걱정하는 게 당연하다.

실제 한약과 양약을 병행 투여했을 때 어떨지 모든 결과를 알 수는 없다. 시험적으로 몇몇 케이스에 대한 보고는 있다. 고혈압약 중에서 이뇨제를 복용 시 인삼이, 비타민C나 글루탐산은 시호라는 한약재와 궁합이 맞지 않는다. 반면 한약과 양약을 병행 투여한 치료법이 코로나19의 경과를 현저히 단축시키고 임상증상을 개선시킨다거나, 중풍 환자에게 병행 투여 후 추적관찰을 했을 때 전혀 문제없이 안전하다는 연구 결과가 많다.

내가 임상할 때도 병행 투여로 문제가 된 적은 없었다. 환자의 증상을 알고 그에 맞는 한약을 투여하면 대부분 예측이 가능하기 때문이다. 물론 독성이 있는 한약재도 있는데, 필요한 용량과 기간을 지키면 문제 되지 않는다. 그리고 독성 있는 한약재를 쓰는 일이 거의 없다.

양약은 신약이 개발되려면 임상 1, 2, 3상까지 거쳐 평가 기준을 통과해야 한다. 이런 약들의 개별적인 임상효능과 부작용은 알 수 있고, 주요한 약들끼리 상호 작용에 대한 연구도 있다. 그러나 각 질환별로 쓰는 수많은 양약들이 있고, 복용하는 종류가 5가지 이상 넘어가면 모든 약의 조합에 대한 연구가 사실상 불가능하고 예측 또한 어렵다. 반면에 한약은 이미 경험적으로, 또한 실험적으로 여러 한약재들의 조합에 따른 효능과 안전성을 확보하고 있다. 한약의 절대적인 안전성을 말하는 게 아니다. 보고된 바에 따르면 한의사가 처방한 한약의 부작용은 양약에 비해 상당히 미미하며 설사나 두통 등등 경미한 경우가 태반이다. 그래서 항암치료 후 몸이 힘들 때 한약으로 삶의 질을 높이는 경우가 많다.

일반적으로 한약과 양약을 같이 복용할 때는 양약을 처방전에 적힌 시간대에 복용하고 치료 한약 같은 경우에는 양약 복용 후 30분 정도에, 보약인 경우에는 공복에 복용하기를 권한다.

중국산 한약재라 불안해요, 원장님은 중국산 안 쓰시죠?

"○○님 몸에 잘 맞는 한약으로 처방해 드리겠습니다."
"네, 원장님. 그런데 혹시 중국산 한약재는 안 쓰시죠?"
"불안하셔요?"
"네. 중국산은 중금속이 들어 있고 안 좋다고 들어서요."
"저는 중국산뿐만 아니라 다른 나라 한약재도 사용합니다. 국산이 없는 한약재가 많거든요. 그리고 국가 기관인 식약처에서 중금속 검사를 해서 안전하다고 통과된 약재만 사용합니다. 좋은 한약재만을 사용하니 걱정 안 하셔도 됩니다."

언제부터인가 중국산 한약재는 중금속 덩어리고 신토불이 국산 한약재를 사용 안 하면 잘못인 양 알려졌다. 이 잘못된 소문은 양의계가 마치 한약은 독극물이라도 되는 듯 먹으면 안 된다고 환자들에게 겁을 주면서 생겼다. 거기다가 저급한 중국산을 쓰기 때문에 효과도 없고, 한의사들이 폭리를 취하듯이 폄훼하였다.

예로부터 한약재는 중국에서 발간된 본초 서적을 근본으로 삼았다. 그동안 국내에서 재배되거나 채취할 수 없는 약재들도 많아서 수입하거나 원래 기원 품과 비슷한 것을 대용품으로 사용하기도 하였다. 고려 때 『향약구급방』이나 조선 시대 세종 때 『향약집성방』은 중국 본초서에 나오는 한약재가 국내에 없는 경우가 많아 국내에서 대체하여 쓸 수 있는 '향약'으로 백성들이 널리 사용할 수 있도록 저술되었다. 이러한 흐름은 현재까지 이어져 같은 이름의 한약재가 중국산과 국내산의 품종이 다른 경우도 있다.

대표적으로 독활이라는 한약재는 중국에서는 중치모당귀가 기원에 맞는 것이나 우리나라에서는 땅두릅이 대용으로 사용된다. 우리나라에서는 삽주의 뿌리를 창출, 백출로 쓰는데 중국 기원 백출은 다르다.

동의보감에는 이렇게 중국 본초서에 기록된 한약재가 우리나라에서는 어떻게 불리는지 잘 기록되어 있다.

여러분들이 잘 아는 약재로 약방의 '감초'가 있다. 이 감초 역시 국내에서는 재배가 거의 안 되고 되더라도 약효가 떨어져 사용을 안 한다. 중국의 내몽고 지역 제품이 우수하며 요즘에는 우즈베키스탄에서 수입되기도 한다.

커피에 첨가하는 시나몬과 유사한 한약재로 '계지'나 '육계'가 있는데, 이 약재는 중국도 아니고 베트남 같은 동남아에서 수입이 된다.

이 약은 예전부터 중국에서도 베트남을 통해 수입했으며 명·청나라 당시 베트남과 사이가 안 좋을 때는 수입을 못 하여 상당히 귀한 약재였다. 당시 조선은 중국을 통해 수입해야 했으므로 정말 구하기 어려웠던 한약재였다. 그래서 사신단을 통해서 귀한 한약재를 수급하곤 했다.

유향이나 몰약은 나무에서 흘러나오는 수지인데 진통 효과가 좋고 어혈을 풀어주는 좋은 약이다. 이 한약재들은 성경에서 동방박사가 예수님의 탄생을 축하하기 위해 가져왔듯이 국내에서 나오는 것이 아니다.

녹용 역시 국내산은 사용하지 않는다. 대부분 러시아산 원용이나 뉴질랜드산을 사용한다. 국내에서 방목하면서 키우는 꽃사슴이 거의 없고, 국내산이라 하더라도 수입품종들이다.

공진단에 들어가는 사향은 엄청 귀한데 국내산은 없다. 멸종위기종에서 채취하기 때문에 엄격한 기준에 맞춰서 채취해야 하며 수입량이 정해져 있다.

이렇게 한약재의 원산지가 중국이라고 해서 못 믿을 것은 아니다. 한약 처방을 할 때 처방집에 나온 약재를 써서 효과를 보는 것이 우선이다. 약재 이름만 같다고 약효가 떨어지는 다른 종을 쓰는 것보다 원산지에 맞는 약을 써야 한다. 그리고 중국에서 수입한 약재라 하더라도 제약회사에서 관능 및 품질 검사를 거쳐서 유효성분 함량이 기준치를 넘어야 식약처에서 허가를 내준다. 당연히 중금속 등 유해 물질이나 불순물 검사가 포함된다. 그러므로 한방의료기관에 공급되는 한약재는 국가의 승인을 받은 안전한 약재로서 안심하고 복용해도 된다. 다만 우려스러운 것은 식약 공동 약재로서 일반 시장에서 유통되는 것들인데 이러한 약재들은 엄격한 품질 검사를 거치지 않기 때문에 약효나 안정성 면에서 떨어지니 유의해야 한다.

한약에 스테로이드가
있다던데요?

군의관으로 임관하기 전 군사 훈련을 받을 때였다. 군의사관후보생은 의·한·치·수의학과 출신들로 함께 훈련을 받는다. 훈련 중에는 담배를 피우지 못하기 때문에 당직 근무 시 초소에 감초가 있었다. 담배의 유혹을 감초를 씹으면서 이겨내라는 것이었다. 그때 의사 출신 군의관과 당직을 서고 있었는데 이런 대화가 오갔다.

"이거 감초에 스테로이드가 많잖아."
"감초에 우리가 흔히 말하는 스테로이드는 없어. 스테로이드 분해하는 효소를 억제하는 성분이 있는 거지."
"아냐. 스테로이드가 들어있다고 배웠어."
"…"

언제부터인가 의사들이 한약을 스테로이드가 들었다고 공격하기 시작했다. 그 공격의 주된 대상이 감초다. 그렇지만 감초는 억울하다.

자기는 그런 스테로이드를 가지고 있지 않아서.

스테로이드는 흔히 합성스테로이드와 천연 스테로이드로 구분된다. 합성스테로이드는 우리가 흔히 말하는 스테로이드로 당질코르티코이드이다. 염증을 줄이는 데 효과적이다. 하지만 얼굴이 붓거나, 주사로 맞은 부위의 피부가 탈색이 되는 것과 같은 많은 부작용이 있어서 주의해야 하는 그 스테로이드이다.

천연 스테로이드는 동물성과 식물성으로 나뉜다. 동물성 스테로이드는 동물의 정낭이나 부신에서 추출하며 주로 주사제로 이용한다. 식물성 스테로이드는 식물이 미량 합성하는 것으로 가지과나 마과 식물에 풍부하다. 하지만 이 스테로이드는 합성스테로이드와는 전혀 다르다. 인체 생리 활성에서 큰 차이가 있으며 상당히 미량이라 인체에 별 영향을 미치지 않는다. 또한 합성스테로이드는 인체 내에서 몇 달에서 몇 년까지 남아 있지만, 식물성은 며칠이면 체내에서 다 빠져나간다. 여러분들이 가지, 감자나 마를 먹으면서 스테로이드 걱정을 해본 적은 없었을 것이다.

그러면 왜 감초에는 스테로이드가 있다는 오명이 생겼을까? 다른 식물성 스테로이드라도 있는 것인가? 그렇지 않다. 감초에도 스테로이드라 할만한 것은 콩과에 보편적으로 있는 '스티그마스테롤'과 거의 모든 식물에 있는 '베타시토스테롤'뿐이다. 이것은 앞서 설명했듯이 전혀 문제가 되지 않는다. 반면 감초의 주성분으로 '글리시리진'이라는 물질이 있다. 이것은 스테로이드 분해 효소에 길항적으로 작용하여 우리 몸의 혈중 스테로이드 농도를 높일 수 있다. 즉 감초에 스테로이드가 있는 것이 아니라 내 몸에 있는 스테로이드 분해를 막는 작용이 있어서 마치 합성스테로이드를 복용한 것처럼 얼굴이 붓거나 식욕이 좋아지는 '감초 유발성 위알도스테론증'이 생기는 것이다. 하지만 이는 감초를 끊으면 며칠 내로 사라진다. 그리고 소량 복용해서는 문제가 되지 않는다. 하루에 6g 이상 한 달 이상 꾸준히 복용할 때 나타날 수 있는데, 6g은 일반적으로 한약 처방에서 감초의 하루 최대 복용량이다. 한의사라면 감초의 위알도스테론증은 다 알고 있다.

녹용 역시 인슐린유사성성장인자(IGF-1)와 테스토스테론, 에스트로겐이 함유되어 있다. 그러나 그 함유량은 우유보다도 적다. 몸에 영향을 줄 정도가 아니다. 매일 우유를 마실 때는 스테로이드 걱정을 안하면서 일 년에 한두 번 복용할까 말까 한 녹용이 들어간 한약을 걱정한다는 것은 말이 안 된다.

앞으로는 스테로이드라고 하면 다 같이 똑같은 것인 줄 알고 잘못된 정보를 전달하는 일이 없으면 하는 바람이다.

한약 먹으면
간이 상한다고 하던데요?

"이번에는 소화가 잘되고 피곤함이 덜하도록 처방해 드리겠습니다."
"네, 원장님. 혹시 약 먹고 간이 나빠지지는 않겠죠?"
"간이 안 좋으세요?"
"아뇨. 주위에서 한약 먹으면 간이 안 좋아진다고 해서요."
"네. 그 말 믿으셨어요? 그거 다 말도 안 되는 소리예요."
"전에 다녔던 대학병원 교수님도 그렇게 말씀하셔서…"
"한약에 대해 몰라서 그러세요. 한약재 종류가 많은데 어떤 약재를 사용하는지도 모르시잖아요. 한약의 전문가인 제가 몸에 해가 되지 않고 도움이 되게 잘 조제할 테니 걱정하지 마세요."
"네 원장님. 믿고 부탁하니 좋은 약재로 잘 조제해 주세요."

한약이 간에 안 좋다는 낭설은 최근 10~20년 전부터 퍼지기 시작했다. 공교롭게도 한의와 양의의 이해대립이 심할 때 더 퍼져나갔다. 일반 로컬의원에서 한약 먹으면 간이 망가진다고 하거나 심지어는 대학병원 교수들이 한약을 복용한다고 하면 치료를 안 한다는 사례까지 있었다. 아파하는 환자를 치료함에 무엇이 중요한지 망각한 안타까운 일이다. 그렇다면 한약은 간에 정말 안 좋을까?

이 질문에 대답하기에 앞서 이렇게 물어보자.

"이 약 먹으면 간이 상하나요?"

여러분들은 이 질문을 병원에서 자주 하지 않을 것이다. 당연히 간에 도움 되는 약도 있을 것이고 간독성이 있는 약도 있을 것이며, 주치의가 알아서 처방할 것으로 생각한다. 약이란 것은 강력한 효과가 있다면 그만큼 부작용이 있을 가능성이 크다. 약효만 좋으면서 부작용은 없는 약은 없다. 아무리 먹어도 문제가 되지 않는 것은 우리가 매일 먹는 밥과 같은 주식이다. 중요한 것은 원하는 효능을 얻으면서 환자에게 부작용은 덜 생기도록 약의 용량을 조절하거나 보완하는 약을 추가하는 것이다. 그래서 한약 처방은 대부분 한 가지 한약재가 아니라 여러 한약재를 조합한 것이다. 그리고 약으로 인한 간 손상 연구에 따르면 타이레놀을 비롯한 양약에서 기인한 경우가 압도적으로 많다.

한약 때문이라는 보고도 자세히 들여다보면 한의사의 처방에 의한 경우는 극히 드물고 민간에서 임의로 독성 있는 약초를 캐 먹거나 건강원 등에서 먹고 나서 문제 된 것까지 한약 때문이라고 포함한 경우가 많다. 환자들이 응급실이나 병원에 가서 임의로 복용한 약초를 한약을 먹었다고 말하거나, 의사들이 최근에 한약 먹은 거 있냐고 물어보면서 6개월~1년 전에 복용한 것까지 다 한약 탓이라고 하는 경우가 많다. 말이 안 된다고 생각이 드는가? 실제 현장에서 비일비재하게 벌어지는 일들이다. 그 정도의 시간이 났는데도 체내에 남아 간독성을 일으킬 수 있는 한약은 존재하지 않는다. 우리가 복용하는 대부분 약의 성분은 체내에서 반감기를 거쳐 줄어들고 결국 없어지기 때문이다.

또한 여러분은 알게 모르게 한약을 복용할 가능성이 높다. 우리나라에서는 '천연물 신약'이라는 것이 있다. 아스피린처럼 단일 성분으로 조성된 것이 아니라 한약재나 한의사의 처방을 그대로 활용해 개발된 의약품으로 양약처럼 제형만 바꾸고 이를 양방 병원에서 처방한다. 심지어 양방에서는 보험도 된다. 위염과 위궤양에 많이 처방되는 스티렌정은 애엽, 즉 쑥으로 만든 것이고, 이외에 조인스정, 아피톡신 주사, 신바로캡슐, 시네츄라시럽, 모티리톤정, 레일라정이 있다. 신바로캡슐은 자생한방병원의 대표 처방인 청파전을 기반으로 녹십자에서 만들었고, 레일라정은 배원식 한의사의 활맥모과주라는 처방을 그대로 활용해 만든 것이다. 조인스정은 관절질환에 처방이 많이 되는데 성분을 보면 하고초, 괄루근, 위령선을 에탄올 추출한 것이라 적혀 있다. 모티리톤정 역시 관절질환에 처방하는데 현호색과 견우자로 만든 것이다. 이 한약재들이 하나하나 어떤 것인지 과연 의사가 알고 사용할까? 제약회사에서 실시한 간단한 임상실험 데이터만 알고 사용할 뿐이다(천연물 신약은 일반 신약과 다르게 한약이 안전하다는 이유로 모든 임상실험을 하지 않아도 된다). 최근에는 의약품 성분명에 한약재 이름이 표기되는 것을 감추려고 학명으로 어렵게 대체하는 경우도 있으니 씁쓸할 뿐이다. 한약재와 한약 처방이 한의사가 쓰면 간독성이 있고 약 모양만 바꿔서 의사가 쓰면 안전하다는 논리는 말이 안 된다.

한약이란 한의사의 진료하에 식약청의 허가를 받은 엄선된 한약재로 처방된 약이다. 기타의 경로로 유통된 약초는 한약이라는 호칭을 사용하면 안 된다. 물론 한약재 중에서도 간독성을 유발할 수 있는 것들이 있다. 0.1g의 소량만으로도 치명적인 약재도 있고, 처방에 따른 용량으로 복용할 때는 문제가 전혀 없으나 임의로 지나친 용량으로 복용하면 독성이 생기는 약재도 있다. 그래서 한의사들은 얼마의 용량을 써야 안전한지 독성이 있는 한약재는 어떻게 해야 독성이 완화되거나 제거되는지 약리학, 본초학, 방제학, 포제학 시간에 다 배워서 알고 사용한다. 그래서 환자에게 원래 독성이 있는 약재라 하더라도 안전하도록 수치를 하고 적절한 용량과 용법을 맞춰서 처방하는 것이다. 한약의 전문가인 한의사에게 처방을 받아야 하는 이유다.

한약은 오랜 기간 수많은 임상경험을 거치고, 현대에는 실험실 연구까지 더해지면서 안전성과 효과가 검증되고 있다. 최근 서울대학교 보건대학원 원성호 교수팀과 단국대학교 이상헌 교수 공동연구팀은 건강보험심사평가원의 청구 데이터를 활용해 67만 명의 환자를 대상으로 연구한 논문을 저명한 국제학술지에 발표했다. 한의의료기관 내원 후 한약을 복용하였을 때 약물 유발 간 손상 위험성이 증가하지 않았다는 것이다. 즉 한약은 간독성으로부터 안전하다고 할 수 있다. 인진호탕처럼 간염이나 간경화에 간기능 보호 효과가 있는 한약재나 처방이 논문으로 보고된 것도 많다. 약재의 독성과 부작용을 논하기 위해서는 어떤 약재가 얼마의 용량에서 독성을 유발하는지 말할 수 있어야 한다. 수백 가지가 넘는 한약재와 이들 조합으로 만들어지는 수천 가지 처방을 두고 막연하게 안 좋다는 것은 전문가의 자세가 아니다. 이제는 한의사 원장님께 "원장님, 제 몸에 맞는 한약 잘 조제해 주세요."라고 믿고 말해보자.

건강기능식품도 한약 아닌가요?

진료하다 보면 이 환자에게는 꼭 한약 투여가 필요하겠다는 생각이 들 때가 있다.

"지금 말씀하시는 증상은 침 치료와 함께 한약도 같이 드셔야 빨리 호전됩니다."
"원장님, 저 지금 먹고 있는 한약 있어요."
"그래요? 다른 한의원에서 약 처방 받으신 거예요?"
"아뇨. 애들이 사 준 ○○○ 홍삼 먹고 있어요."
"네. 그러시군요. 좋은 자녀분을 두셨네요. 안타깝지만 지금 드시는 홍삼은 ○○○ 님의 증상을 치료할 수 있는 한약이 아닙니다. 건강기능식품으로 나온 제품은 종합비타민처럼 무난히 드시는 건강보조제입니다."

2000년대 들어서 홍삼을 시작으로 건강기능식품들이 여기저기 넘쳐난다. 물론 전에도 건강원에서 흑염소를 달여 먹기도 했지만, 지금처럼 보편적이지는 않았다. 홍삼, 어성초, 천마에서 녹용 등등에 이르기까지 건강기능식품의 재료들은 대부분 한약재인 경우가 많다. 이름은 한 가지 약재를 대표로 내세우지만, 성분을 보면 여러 가지 한약재를 배합한 경우가 많다. 홈쇼핑에서 광고하는 '십전대보○○'을 보면 왠지 믿음직하고 가격도 저렴해서 한의원에서 먹는 것보다 좋을 것 같다. 그래서 본인은 한약을 먹고 있다는 착각을 하기 쉽다.

우리나라에서 한약재는 의약품으로써 한방의료기관에만 공급이 되는 것이 있는가 하면 식품으로도 같이 사용되는 것들이 있다. 수요를 넓혀 농가소득을 올리기 위해서 당귀, 황기, 길경, 대추 등등 식품으로 어디서든 쉽게 구할 수 있는 약재들이 많다. 그렇다면 한방의료기관에 공급되는 약재와 식품으로 공급되는 약재가 같은 것일까? 그렇지 않다. 유효성분 함량을 비롯해 엄격한 관능검사를 거쳐 안전하다고 식품의약품안전처에서 허가된 약재만 제약회사를 거쳐 의료기관에 유통이 된다. 통과하지 못한 한약재는 시장을 비롯하여 식품으로 여기저기 유통된다. 또한 이름이 같은 한약재라 하더라도 원산지나 품종에 따라 약효는 천차만별이다. 예를 들어 흔히 알고 있는 당귀는 약재로 사용 시 '토당귀', '일당귀'로 구분되며 약재의 효능이 다르다. 보혈하는 보약으로 쓸 때는 주로 일당귀를, 어혈을 풀어주는 치료 약으로 토당귀를 사용한다. 방풍은 죽절전호, 갯기름나물의 뿌리인 식방풍을 비롯해 갯방풍의 뿌리로서 북사삼이라고도 불리는 해방풍이 있어 모양과 효능이 다르다. 하지만 건강기능식품은 이런 정보를 알 수 없다. 한방의료기관에서는 환자에게 한약을 처방할 때, 이 같은 상황을 모두 고려하여 가장 맞는 처방을 한다.

그리고 약재 함량을 비교해 볼 필요가 있다. 여러분들이 드시는 홍삼 제품 중에 어떤 것은 건강기능식품이고 어떤 것은 일반 식품인 경우가 있다. 포장은 유사하나 일반 식품은 건강기능식품에 비해 기준이 낮아 홍삼이나 녹용 함량을 보면 헛웃음이 나올 때가 있다. 소고기뭇국에 소가 헤엄만 치고 갔나 싶듯이 이 정도 함량으로 식품 이름에 홍삼이나 녹용을 넣어도 되나 싶다. 한 명이 복용할 녹용 양이 열 명에게 사용됐다 할까. 일반 식품을 건강기능식품과 혼동하지 않도록 포장지에 적힌 내용을 꼼꼼히 확인하길 바란다.

종합비타민을 복용하면서 양약을 복용한다고 말하지 않듯이 한약재가 들어간 건강기능식품은 그냥 식품일 뿐이다. 몸에 충분히 변화를 줄 수 있는 한약이 아니다.

원장님 녹용을 선물 받았는데 같이 달여주세요

"안녕하세요 원장님, 요즘 제가 기운이 없어서 보약 한 제 지어 먹으려고요."

"네, 한번 진찰해 보겠습니다."

"원장님, 제 가족이 사슴농장에서 녹용을 사 와서 선물해 줬는데 이거 넣어서 달여줄 수 있어요?"

"녹용 전지예요?"

"그게 뭐예요?"

"사슴에서 자른 뿔 원형 상태인가 해서요."

"네. 솜털이 있고 크던데요?"

"아 네. 죄송하지만 그런 상태는 저희가 달여드릴 수 없어요. 약용으로 쓸 수 있게 가공이 돼 있어야 가능합니다."

"네. 그냥 달여 먹으면 안 되나 보네요."

우선 한약재로 국내산 녹용은 유통되지 않는다. 왜 그럴까? 현재 국내 사슴농장에서 키우는 것은 토종 꽃사슴은 별로 없고 대부분 엘크 같은 수입품이기 때문이다. 그리고 방목하기가 어려워 가둬두고 키운다. 녹용의 품질이 좋기 위해서는 드넓은 초원에서 뛰어다니며 추운 곳에서 자란 사슴이어야 한다. 녹용은 보양약의 대표인데 추운 날씨 속에서 머리를 뚫고 나오는 용수철 같고 뜨거운 기운이 응축된 것이다. 그래서 러시아산을 최고로 치고 뉴질랜드산을 다음으로 여긴다. 미국이나 캐나다산은 광녹병에 대한 우려 때문에 쓰지 않는다.

우리는 논에서 갓 벤 생쌀을 밥으로 먹지 않는다. 일정한 도정 작업을 마치고 나서 먹는다. 마찬가지로 녹용 역시 한약재로 사용되기 위해서는 여러 단계의 포제(가공) 방법을 거쳐야 한다. 우선 겉에 나 있는 털을 제거해야 한다. 잔털이 남아 있으면 미생물이나 기생충 노출의 위험성이 있고, 달이고 나서 잔털이 잘 안 걸러지면 한약을 복용할 때 인후를 자극할 수 있다. 그리고 녹용 안에 남아 있는 피를 제거하고 건조를 여러 차례 반복하여 복용 시 안전한 상태로 만들어야 한다. 이처럼 생녹용을 복용하면 세균이나 기생충 감염에 대한 위험도 있으니 주의해야 한다.

그리고 생녹용을 구매할 때 주의해야 할 것이 있다. 가공을 거치지 않은 생녹용은 가공 후의 녹용보다 무게가 4배 정도 더 나간다. 즉 생녹용 300g 정도를 가공해야 한의원에서 약 한 제에 들어가는 일반적인 녹용 용량인 75g 정도가 된다는 것이다. 그리고 가공된 녹용은 부위에 따라 가격 차이가 크다. 녹용의 가장 윗부분에 있으며 가장 비싸고 효과가 좋은 분골부터 시작하여 그 아래로 상대, 중대, 하대 순으로 가격도 싸지고 효능도 떨어진다. 분골과 중대만 하더라도 가격이 3배 이상 차이가 난다. 커다란 생녹용 전지를 구매하면 한의원에서 거의 사용하지 않는 중대, 하대까지 혼합이 되고, 가공 시 중량이 확 떨어지기 때문에 한의원보다 반 가격으로 산다 하더라도 그건 바가지를 쓰는 것이다. 거기에 복용하기 불편함과 감염의 위험성은 불필요한 보너스다. 품질이 보장되고 안전한 의약품용 녹용으로 한의원에서 복용하는 것이 가장 좋다.

녹용이 들어간 한약은
암 환자가 복용하면 안 되죠?

한약에 대한 여러 가지 속설이 있다. 땀을 많이 흘리는 여름에 한약을 복용하면 약효가 다 빠져나가 효과가 없다는 것도 있고, 한약 먹으면 늙어 죽을 때 고생한다는 것도 있다. 근거도 없고 말도 안 되는 경우가 대부분이다. 암 환자가 치료를 받는 동안 면역기능이 떨어지고 체력도 떨어져서 한약 복용을 원할 때가 있다. 그때 자주 듣는 질문이 '암 환자는 녹용 먹으면 안 된다고 하던데요?'이다. 녹용이 암세포를 키운다는 것이다. 평소 녹용에 대한 이미지를 떠올리면 그럴듯하다. 과연 그럴까?

녹용에는 인슐린 유사성 성장인자(IGF-1)를 비롯하여 테스토스테론, 에스트로겐 같은 성호르몬이 존재한다. 녹용은 부위에 따라 효능과 가격 차이가 많이 나는데, 뿔의 제일 윗부분인 상대와 분골 쪽으로 갈수록 더 많이 있다. IGF-1은 암세포가 죽는 걸 막고 성장을 촉진하여 암 위험도를 높일 수 있다. 녹용을 섭취한 동물 실험에서도 일부 증가하는 결과가 보고된 적이 있다.

하지만 사람을 대상으로 한 여러 실험에서 녹용을 복용한 후 IGF-1과 성호르몬이 증가했다는 보고는 없다. 그동안 연구 결과에서 모두 혈중 농도의 변화가 없었다. 입으로 단백질류를 복용하면 위장관에서 소화작용을 거쳐 대부분 분해되고 실제 혈중으로 들어가기가 어렵다. 또한 녹용을 다른 한약재와 달이면 IGF-1 등이 단백질 변성을 일으킬 가능성이 높다. 이런 이유로 녹용을 분말이나 탕액으로 복용하더라도 IGF-1이나 성호르몬 수치가 증가하지 않는다. 성조숙증이 있다고 녹용을 꺼릴 이유가 없는 것이다.

녹용 복용과 암 발생에 대한 연구는 아직까지 없다. 즉 사람에게 녹용 복용이 암과 관련하여 어떤 영향을 주는지에 대한 명확한 연구가 없다는 것이다. 대부분 녹용의 효능을 보고 종양 증식이나 전이를 도울 수 있다고 생각해 암 환자에게 주의하라고 하는 것이다. 특히 여성에게 흔한 유방암, 자궁암, 난소암에 더 조심하라고 한다. 그러나 이와 관련된 동물 실험에서 오히려 녹용이 암 전이를 막고, 사멸을 촉진하는 효과가 있다는 결과가 다수 보고되었다. 녹용은 위 성분 외에도 많은 성분을 함유하고 있으며 아직 그 효능과 기전을 개별적으로 다 밝혀내지 못했다.

IGF-1이나 성호르몬은 우유에 많이 함유되어 있다. 심지어 우유는 녹용과 달리 사람이 많이 섭취하면 혈중 농도가 오른다. 그래서 우유를 많이 마시면 유방암 위험이 50% 이상 증가한다는 보고도 있다. 그런데 대장암은 오히려 우유 섭취량과 발병 위험이 반비례한다는 보고가 있고 암 환자에게 영양학적 측면에서 우유를 권하기도 한다.

이상의 내용으로 볼 때 녹용은 IGF-1과 성호르몬을 함유하고 있으나 복용한다고 혈중에서 증가하지 않는다. 그리고 녹용보다 이를 더 많이 함유하고 있는 우유에 비해 복용 횟수나 양이 훨씬 적다. 그러므로 녹용을 복용하면서 암이 커지거나 전이를 우려하는 것은 지나치다고 생각된다. 녹용이 우수한 항암효과가 있다는 연구가 지속해서 나오고 있어서 더욱 그러하다.

암 환자는 홍삼을
어떻게 복용하면 좋을까?

　암을 진단받은 이후 항암치료를 받으면서 발생하는 흔한 문제의 하나가 면역기능의 저하이다. 화학요법이나 방사선 요법이 비단 암세포만 표적으로 삼기에는 아직까지 한계가 있고 그 과정에서 두통, 오심, 구토, 식욕저하, 탈모 등등 다양한 부작용을 겪게 된다. 그리고 내 몸의 면역력도 저하되기 때문에 많은 암 환자들이 이를 극복하기 위해 많은 건강식품을 찾고 그중 대표적인 것이 홍삼 관련 제제이다.

　인삼 중 갓 수확한 상태가 수삼이다. 이를 세척하고 건조한 것이 백삼이다. 보통 한의원에서 사용하는 인삼은 백삼을 복용하기 편하게 절편으로 만든 것이다. 백삼을 찌고 말리면 홍삼이 되고 이 과정을 여러 차례 반복하면 색이 좀 더 진해지기 때문에 흑삼이라고 한다. 이렇게 수삼을 가공한 이유는 우선 보관이 간편해지고 잘 상하지 않기 때문이다. 예전부터 우리나라 삼은 대표적인 귀한 수출품이었기 때문에 상하지 않게 하는 것이 중요했다.

또한 백삼을 찌고 말리는 과정을 거치면 백삼에는 없는 성분들이 생긴다. 대표적인 것이 Rg3로 암세포의 세포 사멸, 암세포 성장 억제 및 전이 억제 등을 비롯해, 전립선암, 유방암, 난소암, 직장암, 위암, 간암 및 폐암 등에서 혈관신생억제 효능에 대한 많은 연구 결과가 있다. 또한 항암제 내성을 억제하는 효능이 있다. Rg3는 찌고 말리는 정숙의 과정을 반복할수록 함유량이 늘어나기 때문에 홍삼보다 흑삼이 더 함량이 높다.

그렇다면 이렇게 좋은 홍삼이나 흑삼을 꾸준히 복용하면 정말 좋을 듯하지만 잘못된 복용을 하면 부작용이 생길 수 있다. 이를 인삼 오남용 증후군이라 하는데 1979년 JAMA지에 보고 된 개념으로, 미국에서 인삼 제품들을 장기복용 한 사람들 133명 중 10%에게 신경과민을 동반한 고혈압, 불면증, 발진, 아침 설사 등의 부작용이 나타난 것을 말한다. 그리고 부정기적인 질 출혈이 유발될 수 있으며 특히 평소 예민하면서 잠을 잘 못 자는 사람은 주의해야 한다. 이는 인삼이 앞서 설명한 단일 성분만이 존재하지 않기 때문이다. 함유한 사포닌만 50종이 넘는다. 또한 사람마다 지나친 용량이 다를 수 있기 때문에 기성품을 통해 적정량을 찾기 어려울 수 있다.

어떻게 하면 인삼 오남용 증후군을 걱정하지 않고 안전하게 복용할 수 있을까? 이에 대한 답은 조선왕조실록이나 승정원일기에서 힌트를 얻을 수 있다. 조선시대 왕들은 평소 건강관리를 위해 경옥고를 꾸준히 복용하였다. 왕과 어의가 경옥고에 대해 얘기를 나누는 수많은 기록들이 있다. 경옥고는 인삼, 복령을 곱게 분말로 만들고 물이 아닌 생지황 즙과 꿀을 넣어 반죽하고 3일 동안 중탕으로 달이고 하루를 식혀서 만든 약이다. 오래 달이고 식히면서 색은 새까맣게 되며 Rg3 성분이 많이 함유되어 있다. 그리고 인삼 오남용 증후군에서 발생할 수 있는 증상들을 잡아주는 약재들이 들어가 있다. 복령은 보익하면서 마음을 안정시키는 대표적인 약재로 불면증에 많이 쓰인다. 이로써 인삼의 각성이나 수면 방해 부작용을 조절할 수 있다. 생지황은 열을 내려주고 지혈하며 몸의 진액을 채워주는 약으로 인삼의 출혈 유발 등 부작용을 억제할 수 있다.

이렇게 경옥고는 여러 약재들이 조화로워서 인삼의 장기복용 시 발생할 수 있는 부작용을 낮추고, 면역력을 증진시키고, 호흡기 손상을 억제시키며 중풍에 대한 개선 효과 및 기억력 개선에 도움을 준다.

최고의 보약 공진단
그리고 경옥고

요즘 공진단과 경옥고에 대한 사람들의 인지도가 많이 올라갔다. TV 광고나 홈쇼핑에서 자주 언급이 되고 있어서다.

"○○님 몸이 많이 허해지셨네요."
"네, 그렇지 않아도 아들이 사준 공진단을 먹고 있어요."
"한의원에서 처방받은 게 아니고요?"
"네, 홈쇼핑에서 그거 있잖아요. 공진단도 팔잖아요."
"그렇군요. 아드님이 효자이시네요. 안타깝지만 홈쇼핑에서 파는 것은 공진단 흉내만 낸 거예요. 진짜 공진단은 한의원이나 약국에서만 구할 수 있거든요."
"그래요? 공진단이라 적혀 있던데…"

이렇게 쇼핑몰이나 홈쇼핑에서 구매한 것을 경옥고나 공진단으로 잘못 알고 있는 경우가 많다.

우리나라에서는 한약재 중에 식품과 의약품으로 공용되는 것이 있다. 그러나 공용 한약재를 이용해 식품용으로 만들더라도 『동의보감』 같이 의서에 나오는 처방 이름을 그대로 사용할 수 없다. 그리고 식품 공용 한약재가 아닌 전문 한약재를 이용하여 식품을 만들면 불법이다. '공진단'이나 '경옥고'는 의서에 적힌 처방 이름이고 의약품이기 때문에 한방의료기관에서 처방받거나 약국에서 구매할 수 있다. 그래서 쇼핑몰 같은 곳에서 파는 상품을 보면 '공진보', '침향환', '경원고' 같이 제품명에 교묘하게 공진단이나 경옥고가 연상되는 문구를 삽입한 것들이 많다.

그럼 이름만 다르고 성분은 같지 않냐고 물을 수 있다.

앞서 전문 한약재로 식품을 만들 수 없다고 했다. 공진단은 사향, 녹용, 당귀, 산수유를 분말로 하여 꿀을 넣고 반죽하여 조제한다. 이 중 사향은 전문 한약재로 식품으로 사용할 수 없다. 그래서 쇼핑몰에서 판매하는 유사 제품에는 사향이 들어갈 수가 없다. 사향 없는 공진단은 앙꼬 없는 찐빵과 같다. 엄밀히 말하면 사향이 안 들어갔다면 공진단이라 칭할 수 없다. 또한 사향은 아주 고가의 약재로, 녹용보다 10배 이상 비싸다. 공진단은 보통 4g이나 5g으로 조제하는데 5g을 기준으로 할 때 사향은 0.1g, 즉 100mg이 들어간다. 사향이 워낙 고가라 공진단 가격에도 큰 영향을 미치기에 요즘에는 사향을 원방보다 절반만 넣어서 가격을 낮추거나 아예 사향 대신 저렴한 침향이나 목향을 넣기도 한다. 보통 원방 공진단이 1환에 5~6만 원 정도 하는데

1~2만 원에 복용하고 있다면 절대 사향이 들어간 공진단이 아니다. 사향이 원방대로 안 들어가도 좋은 약이다. 하지만 사향 없는 약을 공진단이라고 착각해서는 안 된다.

그런데 공진단은 어떤 약이길래 황제의 보약이라는 별칭이 생겼을까? 과연 조선시대 왕들도 즐겨 복용했을까?

경옥고에 비해 공진단을 복용했다고 기록에 언급된 왕은 많지 않다. 순수 공진단을 복용한 왕은 경종, 정조, 순조이며 헌종, 철종, 고종의 경우 공진단을 다른 처방과 합한 약을 복용했다고 한다. 당시에도 사향은 매우 귀하고 부족해서 나라에서 관리를 했으며 도난 사고도 많아 아래와 같이 기록되어 있다.

> 인조 3년 8월 19일 : 이식(李植)이 내의원에서 말하기를, "평안 병사가 해마다 사례로 보내는 사향이 함께 보내진 문서에 따르면, 이번 달 초사흘에 내의원에 도착한 것으로 되어 있지만, 이를 가지고 온 사람과 사향은 전혀 모습을 드러내지 않았습니다."

공진단을 가장 많이 복용한 왕은 경종이었다.

> 경종 즉위년 9월 7일 : 상께서 말씀하시길 "연일 비통함에 빠져 있어 정무를 돌보는 일이 예전과 다르다. 평범한 사람도 큰일을 맡으면 식사를 제때 하지 못하고 피로

가 쌓이게 된다." 창집이 말하길, "공진단을 오래 복용하셨는데 얼마나 남아 있습니까?" 상께서 말씀하시길, "많이 남아 있다." 창집이 말하길, "절반 정도 복용하셨습니까?" 상께서 말씀하시길, "절반 정도 복용했다." 창집이 말하길, "매일 한 번 복용하십니까?" 상께서 말씀하시길, "때때로 복용한다."

경종 즉위년 9월 14일 : 강천구가 말하길, "공진단을 이미 복용하셨는데, 계속 복용하는 것이 좋습니다."

그렇다면 공진단은 어떤 효능이 있을까?

논문으로 발표된 많은 효능이 있는데 대표적인 몇 가지를 적으면 아래와 같다.

첫째, 중추신경계를 개선한다. 뇌 기능을 활성화하여 기억력을 개선하고 뇌세포가 죽는 것을 막아 중풍 환자에게 도움을 준다. 우울증과 불안감을 줄여주는 효과가 있는데 기분 좋게 만드는 세로토닌이라는 호르몬을 활성화시키기 때문이다.

둘째, 염증을 개선한다. 특히 간 손상에 효과가 좋아 알코올성 간질환에 효과적이다. 근육 염증에도 도움을 준다는 연구가 있다.

셋째, 심혈관계 질환을 개선하고 예방한다. 혈압을 낮추고 혈중 지질 농도를 낮추는 효과가 있다.

넷째, 간기능을 보호하는 효과가 있다. 그래서 피로를 예방하고 항산화 작용으로 간 조직 손상을 보호하는데 특히 술로 인한 간 손상에 효과가 좋다.

다섯째, 생식능력 회복에 좋다. 정상 난자 수, 배란 난자 수를 증가시키고 정자의 운동성이 향상되기 때문에 요즘 늦은 나이 결혼에 따른 난임에 효과적이다.

사향이 들어간 공진단을 복용하면 호불호가 나뉜다. 사향의 향이 강하고 사람에 따라 비릿하다고 느낄 수도 있기 때문이다. 요즘에는 수험생이 수능 100일 전부터 공진단을 찾는 경우가 많다. 아들이 수험생일 때 공진단을 줬더니 자기는 못 먹겠다고 해서 속으로 '이 녀석이 남들은 귀해서 못 먹는 거를…' 하고 내가 복용했다.

내 고등학교 친구는 공진단을 복용하면 하루 이틀 만에 몸이 달라진 것이 느껴진다고 공진단 예찬론자가 됐다. 무겁던 몸과 맑지 않은 머리가 가벼워지고 시원해진다고 한다.

경옥고는 『동의보감』에 꾸준히 복용하면 무병장수를 할 수 있다고 언급한 보약이다.
『조선왕조실록』이나 『승정원일기』를 보면 왕과 내의원이 경옥고에 대해서 주고받는 내용이 많다. 특히 83세까지 산 영조가 즐겨 복용했는데 몇 가지 소개하면 아래와 같다.

영조 29년 7월 26일 : 문수(文秀)가 말하기를, "경옥고는 다른 약과는 달라서 오래 복용해도 어려움이 없습니다."

영조 21년 4월 21일 : 영조가 말하길 "경옥고를 복용하면 확실히 몸이 가득 찬 느낌이 듭니다." 수규가 말하였다. "약효가 매우 뛰어나서 임금께서 복용하신 것이 실로 큰 다행입니다."

영조 22년 2월 17일 : 수규가 말하였다. "경옥고(瓊玉膏)는 이미 지황(地黃)을 넣어 음(陰)을 자양하고 혈을 보하는 효과가 있어, 눈 질환에도 적합한 약이므로 함께 복용하는 것이 좋을 것 같습니다." 응삼이 말하였다. "경옥고는 매우 완비된 약으로, 기혈을 함께 보하니 함께 복용하면 됩니다."

영조의 뒤를 이어 왕위에 오른 정조 역시 경옥고를 즐겨 복용했는데 다음과 같은 기록이 있다.

정조 20년 9월 23일 : "인삼으로 만든 약은 많이 드실 수 없으나, 경옥고는 서늘하고 윤택한 성질 때문에 적합한 약입니다. 이는 매우 기쁘고 다행스러운 일입니다." 시동(蓍東)이 말하기를, "경옥고를 상께서도 복용하신다면 참으로 좋을 것입니다. 신이 일찍이 여러 의사들에게 들은 바에 따르면, 마흔 이후, 쉰 이전이 가장 좋은 경옥고를 복용할 시기라고 하였습니다."

정조 24년 6월 23일 : "원기를 맑게 보충하는 데에는 경옥고 만한 것이 없다고 하셨습니다. 이 약은 비록 인삼이 들어가지만, 따뜻한 성질의 약과는 달라서 별다른 해로움이 없습니다."

　　정조 24년 6월 24일 : 시수(時秀)가 말하기를, "내탁(內托)의 처방이 가장 긴급한 것이라 여러 의견을 널리 물어보았더니, 모두 경옥고가 서늘하고 윤택한 약재라서 열을 더할 염려가 거의 없다고 하였습니다."

　경옥고는 공진단처럼 기력을 올려주고 면역력을 강화시킨다. 그리고 마른기침 같은 호흡기 질환에 효과적이다. 함께 근무하는 직원이 만성 기침이 있어 양약이나 한방 보험약을 복용해도 효과가 없었는데 경옥고를 이틀분만 복용하고 기침이 그쳐서 놀란 적이 있다. 또한 운동능력을 향상해 주기 때문에 심폐지구력이 중요한 운동선수들이 도핑 걱정 없이 꾸준히 복용하면 좋다.

　경옥고는 인삼과 복령을 곱게 분말로 만들고 꿀을 넣고 생지황으로 즙을 내어 반죽한다. 중탕으로 며칠간 달이면 윤기가 흐르는 고(膏)가 된다. 약이 뜨겁거나 차갑지 않아 누구나 쉽게 복용할 수 있으며 기력을 올려주고 몸의 진액을 채워준다. 약성이 치우치지 않아 열이 많은 사람도 차가운 사람도 별다른 부작용이 없다. 과거에는 주로 단지에 담아서 나무 숟가락으로 떠서 복용하였다. 그런데 생각보다 남김없이 복용하기가 힘들었다. 그래서 요즘에는 공진단 같은 환제나, 짜 먹는 연조 스틱 같은 제형으로 나오기도 한다. 복용이 훨씬 간편해졌고 공진단에 비해 맛도 좋다. 가격 역시 공진단보다 대략 1/10 정도이다. 저렴하게 꾸준히 복용하기에 더할 나위 없이 좋은 약이다.

원장님 이거 침만으로 안 될까요?

　초진으로 중년의 여자분이 들어오셨다. 몇 달 전부터 소화가 안 되고 윗배가 더부룩하며 뭔가 막혀 있는 느낌이 있다고 하신다. 그리고 이 증상이 생기기 전부터 가슴이 답답하고 두근거리기도 하며 한숨을 잘 쉬었다고 한다. 병원에서 내시경 검사를 했더니 역류성 식도염과 만성위축성 위염이 있다고 진단받았다. 진찰을 끝내고 치료 방향에 대해 말씀드렸다. 이 증상은 한의학적으로 간과 비의 기능 실조이기 때문에 한약과 더불어 침 치료를 병행해야 한다고. 그러자 환자분은 의심스러운 눈초리로 '원장님 침만으로는 안 돼요?' 하고 묻는다. 속으로 '허허, 포를 쏘면 쉽게 끝날 텐데… 소총도 계속 쏘다 보면 언젠가는 끝나지 않겠나?' 하고 마음을 비운다.

　모름지기 병을 치료할 때는 '내치(內治)'와 '외치(外治)'를 얼마나 잘 조화롭게 하는지가 중요하다. 내치란 주로 한약이나 음식같이 내복하는 것이고, 외치는 침, 뜸, 부항, 추나 등을 말한다. 내치는 주로 우리 몸의 오장육부에 기능 이상이 생겼을 때 쓰는 치료법이고 외치는 근골격계같이 경락에 이상이 생겼을 때 사용하는 방법이다. 그래서 소화가 안 된다거나, 가슴이 두근거리거나, 소변을 자주 보거나, 설사를 자주 하는 것 같이 병이 장부에 있으면 내치하는 한약을 주 치료로 하고 침, 뜸 같은 외치법을 부치료로 진행한다. 반대로 목이나 허리를 삐었다고 하면 외치법인 침, 추나, 물리치료를 위주로 한다. 또한 근골격계 문제라 하더라도 디스크나 협착같이 오랜 시간에 걸쳐 이환된 질환은 한약 치료를 병행해야 하는 경우가 많다. 어떤 병이든 오래 앓으면 내 몸의 자생력만으로는 회복이 부족하기 때문에 한약의 도움이 필요한 것이다.

한의원에서 하는 다양한 치료 방법들은 각각 장단이 있다. 침이나 뜸, 추나 등은 내 몸의 장부 기능 이상을 치료하는 데도 좋지만, 무엇보다 근육이나 관절 질환의 통증을 치료하는 데 탁월한 치료법이다. 한약은 침으로 효과를 주기엔 미진한 장부의 기능 회복에 그 특장점이 있다. 그래서 질환에 따라서 우선순위의 치료법이 있는 것이다. 적의 저항이 거센 상륙작전을 해야 하는데 보병이 총만 들고 성공할 수는 없다. 해군과 공군의 도움이 필수적이다. 반면 건물 구석구석 살펴야 하는 시가전으로 적을 제압해야 한다면 보병의 역할이 가장 크며 가끔 포병이나 탱크의 도움이 필요하지 않을까?

원장님 언제 나을까요?

30대 후반의 남자 환자가 며칠 전 삐끗하면서 생긴 허리통증 때문에 치료를 받은 적이 있다. 허리를 조금만 숙여도 많이 아프고 걸을 때도 아프다고 하셨다. 통증의 정도가 어느 정도인지 확인하기 위해 시각적 상사 척도(VAS)라는 그림을 보고 0부터 10중에서 어디에 해당하는지 알려달라고 했다(0이 전혀 아프지 않은 것이고 10은 도저히 참을 수 없는 통증이다). 이 환자는 VAS 7~8 정도라고 했는데 제법 많이 아픈 정도이다. 1주일 동안 매일 내원해서 치료받기를 권하였다. 이틀 치료 후 환자에게 아픈 것은 어떤지 물어보니 똑같다고 한다.

"별로 나아진 게 없는 거 같으세요?"
"네. 아직 숙일 때 아파요."

이 환자는 허리를 숙여보라고 했을 때 첫 내원 때보다 통증 없이 더 많이 구부렸다. 다시 VAS를 체크해 보라고 하니 4를 가리켰다.

분명히 처음보다 좋아지는 것이 확연하게 보이는데 왜 이리 안 낫고 그대로냐며 불평하는 환자들이 더러 있다. 환자가 '남은 증상도 빨리 잘 낫게 해 달라'는 뜻으로 생각하지만 내가 나아지고 있음에 초점을 맞춰야 하지 않을까? 머리로는 환자의 마음을 이해하나 치료할 때 의욕이 떨어지는 것은 어쩔 수 없다.

오랫동안 간헐적으로 내원하시는 70대 어르신이 있다. 목과 허리가 아프고 무릎도 아프다. 허리는 협착증으로 두 번 수술을 받으셨고 무릎은 퇴행성 관절염 때문에 양측 모두 수술을 받았다. 목도 한번 수술을 받았다. 수술을 받으면 다 나아지겠지 생각했지만, 현실은 그렇지 않았다. 수술 이후 몇 달은 괜찮게 지내다가 다시 재발하는 상황이 반복되었기 때문이다. 이환 기간도 길고 증상도 심해서 침이나 봉침 같은 보존적 치료에 한계가 있었다. 그래도 얼마나 힘드실지 알기 때문에 조금이나마 통증을 덜어드리고 싶은 마음이었다.

하지만 이분이 오시면 마음이 편하지 않다.
"허리 아프고 다리도 저려서 죽겠어요. 치료받아도 낫지도 않고. 또 수술을 받아야 하나?" 이렇게 어쩌다 한 번씩 한의원에 오시면서 치료실에서 한숨을 푹푹 쉬고 호전이 안 된다고 계속 혼잣말로 불평하신다. 그렇게 몇 번 치료받고 안 오시다가 반년 정도 지나면 다시 내원하시곤 한다.

60대 초반의 환자는 오십견 때문에 꾸준히 치료를 받고 있다. 오른쪽 어깨로 오십견이 먼저 왔는데 시간이 지나 나아졌더니, 이제는 좌측에 오십견이 발병해서 밤에 잘 때도 아프고 팔을 들어 올리기도 힘드셨다. 잠도 못 잘 때가 많아 힘드실 텐데 항상 진료실에 들어오실 때 반갑게 웃으며 인사하신다. 병원에서 수술을 권유받았는데 수술하면 어차피 재활에 몇 달이 걸릴 수 있으니 나에게 치료를 받겠다고 하셨다. 오십견의 특성상 단기간에 호전이 되기 쉽지 않은데 두 달 가까이 나를 믿고 치료를 받으셨다. 이후 팔을 들어 올릴 때 통증이 없어졌고 차츰 팔을 더 높이 들어 올릴 수 있게 되었다.

병이란 것이 매일 호전되지 않기 때문에 중간에 잠깐 나빠질 수도 있는데 그때도 "괜찮아지겠지요. 남편이 딴생각하지 말고 원장님이 하라는 대로만 하래요."라고 말씀하셨다. 본인 역시 힘이 나고 더 빨리 낫게 해드리기 위해 연구도 더 하게 됐다.

의료기관에 가서 주치의의 기분을 맞추라는 것이 아니다. 어떤 병이 생겼다고 내 마음까지 병들지 않기를 바라는 것이다. 내 마음이, 내 생각이 내 몸에 미치는 효과는 생각보다 막강하다. 효과가 없는 알약을 주고서 이 약만 먹으면 통증이 많이 줄어들 것이라 얘기를 하면 정말 나아지는 효과가 있다. 흔히 알고 있는 플라세보 효과이다. 반대로 병이 아닌데도 병이 있다고 주치의에게 들으면 내 몸이 안 좋아지는 역플라세보도 무시할 수 없다. 이 효과가 얼마나 크면 수술을 포기한 말기 암 환자가 긍정의 마음을 가지고 식습관을 바꿨더니 완쾌되거나, 암이 더 커지지 않았다는 사례까지 많이 보고되겠는가? 물론 만성 통증으로 몸이 힘들어지면 정신적으로도 힘들어지는 것은 당연하다. 하지만 그 속에서도 '나는 항상 건강해. 내 몸은 건강해. 오늘도 내일도 컨디션이 좋을 거야'라고 되새겨 보는 것은 어떨까? 그 긍정의 기운이 내 몸을 감싸면 주위에서도 그 기운을 느끼게 될 것이다. 그리고 치료하려는 주치의를 비롯한 의료진들도 기분 좋게 더 적극적으로 치료를 할 것이다. 내가 얼마나 아픈지 남이 알아줬으면 하는 마음으로 '심각한 표정으로 말을 해야 주치의가 더 잘 치료해 주겠지' 하고 생각하지 않으면 좋겠다.

Chapter 2

원장님
한의원은 언제
가는 게 좋아요?

- 내 몸을 위한 한의학 활용법 24가지

여기저기 아프다면
한의원으로 가보자

40대 여환자의 예진 기록을 보니 증상이 많다. 목, 허리는 기본이고 손목, 무릎 통증에 내과 질환까지.

"안녕하세요. ○○ 님 아프신 곳이 많네요. 어디가 제일 불편하세요?"
"네 목에서 특히 뒷머리 통증이 심해요."
"두통이 심하면 속도 메슥거리나요?"
"네, 한 번씩 그래요. 그리고 등허리도 아프고 다리로는 뭔가 벌레가 기어다니는 것 같아요."
"손목은 어떠세요?"
"10년 전부터 안 좋았는데 손목터널증후군으로 진단받고 수술했어요. 그런데 수술 이후 손으로 뜨거운 느낌이 있어요."
"무릎도 안 좋으시네요. 어떻게 불편하세요?"
"일어날 때 힘들어요. 누워 있으면 구부리고 펴는 것도 불편해요. 병원에서 검사했더니 별 이상이 없다고 해요."

이분은 다양한 부위의 근골격계 통증뿐만 아니라 불면증을 호소하였고 양약 처방을 받고 나서도 별 호전이 없었다. 추위를 많이 타지만 상열감이 있으면서 머리가 젖을 정도로 한 번씩 땀이 많이 났으며 생리 주기도 불규칙하였다. 아픈 부위에 따라 대학병원을 다녔으나, 각종 검사상 별문제를 찾지 못해서 여러 번 과를 옮겼고 늘어난 약 복용 때문에 힘들어하였다.

이렇게 다양한 증상을 가지고 있다면 한의원으로 가보길 추천한다. 한의학에서는 환자가 가지고 있는 여러 증상을 보고 '변증'을 한다. 각각 개별적인 문제로 보는 것이 아니라 인체는 서로 연관이 돼 있다는 정체관을 가지고 접근하는 것이다.

환자가 호소하는 증상은 정말 다양하다. "머리로 바람이 들어와요.", "음식을 먹으면 가슴에서 막히는 것 같아요.", "머리에 뭐가 씌운 것 같아요.", "자궁이 빠질 것 같아요." 등등 현대의학으로 접근하기에 모호한 표현들이 한의학에서는 친근하다. 보고 듣고 만져보면 환자가 호소하는 여러 증상이 하나의 치료 방향으로 귀결된다. 그리고 그에 맞는 한약 처방을 하면 환자는 특정 증상만 호전되는 것이 아니라 다양한 전신 증상들이 같이 나아지는 경험을 하게 되는 것이다. 앞서 예시로 든 환자분 역시 한약으로 하복부의 심부 온도를 높이고 말초 순환을 개선함으로써 증상이 호전되었다.

뭔가 증상이 뚜렷하지 않고 모호해서 어느 병원 어느 과를 가야 하나 고민이라면 우선 한의원에서 진료 상담을 받아보자. 당신의 전체적인 몸 상태를 한 단계 나아지게 하는 지름길이다.

잠을 못 자서 힘들어요
(환자의 성질과 비슷한 한약재)

환자에게 한약 처방을 하기에 앞서 항상 문진표를 작성한다. 추위나 더위를 타는지, 소화, 땀, 대변이나 소변, 가슴 두근거림, 수면, 생리, 통증이 있는 부위 등등이 적혀 있다. 각각의 문항이 다 의미가 있지만, 특히 수면이 중요하다. 그런데 생각보다 수면이 좋지 못한 분들이 정말 많다. 그중에서도 입면 장애 즉 잠자리에 누워서 바로 잠들지 못하고 30분 이상 뒤척여야 겨우 자는 경우가 많다. 사람에 따라서 오후에 커피 한 잔만 마시거나, 잠자리가 바뀌거나, 다음 날 신경 쓸 일이 있으면 거의 뜬 눈으로 잠을 못 잔다는 분들이 있다. 정해진 시간에 누워야만 잠이 들고 그 시간을 놓치면 잠을 못 잔다는 분들도 있다. 상당수가 신경정신건강의학과에서 양약을 복용하는데 계속 복용해도 괜찮은지 불안한 마음을 가지고 있다. 그리고 양약을 복용한 후 잠은 오는데, 아침에 몸이 너무 무기력해지고 쳐져서 거부감을 가지는 분들도 있다. 이런 다양한 수면 장애로 잠을 잘 자지 못할 때 한약은 정말 신통방통할 정도이다. 완고한 수면 장애로 그동안 고생했던 많은 환자분이 한약을 복용하면서 잠을 깊이 자게 되었다. 그동안 복용하던 양약을 끊어도 수면의 질이 개선된다.

한의학에서는 수면 장애에 어떻게 접근해서 볼까? 입면 장애는 다양한 원인으로 올 수 있는데 한의학에서는 칠정(七情)이라 하여 감정을 중시한다. 몇 가지 예를 들어보겠다.

올해 초에 같은 건물에서 미용업을 하시는 한 50대 초반의 여성 환자가 오셨다. 성함과 하시는 일이 같아서 잊히지 않는다. 이분이 진료실 문을 열고 들어오시면서 앉기도 전에 곧바로 "원장님 제가 요즘 잠을 못 자요."라고 말씀을 하셨다.

자리에 앉기를 권하니 앉는 도중에도 불편하신 증상을 계속 말씀하셨다. 잠잘 때 상열감이 심해서 자다가 서너 번씩 깬다고 하신다. 가슴이 두근거리지는 않고 배꼽 주위로 뭉치는 느낌이 있으면서 아프고, 식사를 하면 30분 내로 화장실을 가야 한다고 하셨다. 말이 빠르고 거침없는 성격에 비해 더위는 별로 타지 않는데 추위를 많이 타신다고 한다. 이분의 여러 증상을 고려하여 가슴이 답답하고 열나면서 잠을 못 잘 때 쓰는 황련탕을 처방했다. 황련은 불면이 있는 환자에게 쓰는 가장 기본적인 한약재이다. 특히 성격이 급하고 자기가 할 말을 다 하는 분들에게 좋다. 이분은 추위를 타고 소화기 증상도 좋지 않았기 때문에 황련탕이 가장 적합하다고 생각하였다. 당일 약을 달여서 바로 드리고 다음 날이 되었다. 바깥 데스크에서 뭔가 시끄러운 소리가 났다. 뭔가 불길한 느낌이 들었다. 직원이 어제 한약 받아 간 환자분이 원장님 상담을 하고 싶다고 한다. 무슨 일일까? 이렇게 하루만에 상담을 원하는 것은 대부분 한약에 대한 불만이 있기 때문이다. '황련탕에 들어가는 황련이 워낙 쓴 한약재라 복용하기 너무 힘드셨나'라는 생각이 들었다. 진료실에 안내하니 역시 의자에 앉기도 전에, "원장님 어제 약 한 봉 먹고 깨는 거 없이 잘 잤어요. 1년 동안 열나서 못 자던 게 어떻게 약 한 봉 먹고 다 없어져요?" 그제야 나는 안도를 하고 흐뭇함의 미소를 머금을 수 있었다.

"좋은 약입니다. ○○ 님을 위해 잘 달였으니, 남은 한약 꾸준히 잘 복용해 보세요."

보름이 지나고 다시 한의원에 오셔서 상태를 물어봤을 때 상열감은 없어지고 잠을 잘 주무신다고 하셨다.

평소 자기 할 말 다 하면서 성격 급한 사람이 뜻대로 안 되면서 가슴에 열이 나서 못 자는 상황에는 황련이 들어가는 처방을 쓴다.

40대 후반의 필라테스를 하시는 여성 환자는 진료실 문을 열고 다소곳이 앉아서 증상을 말씀하신다.

"잠드는 게 힘드신가 봐요?"
"네, 특히 다음 날 발표하는 것 같이 신경 쓸 일이 있으면 거의 날을 새요."
"커피 드시는 거는 어떠세요?"
"당연히 오후에 커피 한 잔이라도 마시면 잠을 못 자서 아침에만 한 잔 마셔요. 그리고 몇 달 전부터 얼굴로 열이 훅 올라와요."

"가슴이 두근거리기도 하세요?"

"네, 그리고 목덜미랑 등이 항상 뻐근하고 아파요."

이분 역시 갱년기를 겪으면서 가슴이 두근거리고 한 번씩 상열감이 있으나 땀을 흘리지는 않았다. 순간적으로 숨이 안 쉬어질 때가 있어 의식적으로 숨을 쉰다고 말씀하셨다. 자려고 자정에 누우면 거의 2시간 가까이 뒤척이며 심하면 날을 새기도 한다. 진단을 위해 여러 문진을 해보니 건강 염려증같이 사소한 것에도 걱정이 많으며 전신에 걸쳐 다양한 증상들이 많았다. 상담이 끝나고 가신 후에 한의원에 전화하셔서 말씀 못 드린 증상이 있다면서 알려주셨다.

이렇게 평소 걱정이 많으면서 신경 쓸 일이 있으면 날을 새기도 한다. 여행을 가서 잠자리가 바뀌면 예민해서 잠을 못 자기도 한다. 이때는 복령이 효과적인 한약재다. 복령을 대표로 하는 처방을 보름간 복용하시고 한의원에 내원하셨을 때 증상이 많이 나아졌다고 하셨다. 그리고 종이쪽지 하나를 내미신다. 혹시 원장님께 말씀드릴 증상 중 빠진 것이 있을까 봐 적어 오셨다고 한다. 역시 복령증을 가지신 환자라는 생각이 들었다.

3년 전에 30대 후반의 단골 환자와 대화를 나눴다. 평소 목과 허리가 아파서 자주 치료받으셨는데 안색이 좋아 보이지 않았다. 차분하신 성격이라 진료실에 들어와 조용히 묻는 말에만 대답한다.

"잠을 못 주무신 지 오래됐네요?"

"네."

"요즘에 아주 힘든 일이 있으셨어요?"

"네… 아침에 아이들 챙기고 오후부터 자정까지 가게를 운영하고 나면 너무 지치고 힘들어요."

"하루 그렇게 보내면 정말 힘드시겠어요. 가슴이 답답한 느낌도 있으시고요?"

"네. 가슴이 꽉 막힌 듯이 먹먹하고 아파요. 아파서 잠을 못 자기도 해요."

이분은 식사하면 가슴에서 자주 막히는 느낌이 마치 돌이 있는 것 같다고 하셨다. 한숨을 자주 쉬고, 누워 있을 때도 생각이 많아서 잠이 안 든다고 한다. 평소 자주 체하는데 식사를 하면 가슴에서 마치 돌이 막고 있는 느낌이다. 화도 더 자주 나고 울화통이 터질 것 같다고 하신다. 그래서 냉수를 많이 마시는데 역시 가슴에서 막히는 느낌이 있어서 천천히 물을 삼키신다고 한다. 안구건조증이 있어서 눈이 뻑뻑하고 인공눈물을 넣기도 한다. 병원에서는 역류성 식도염을 진단받았다. 한의원에 오면 항상 예의 바르고 예쁜 남매를 자녀로 두고 있는데, 둘 다 연예인 준비를 하고 있다. 자신에게 처한 상황이 힘들고 억울하게 보였다. 하지만 천성이 순하고 착해서 남에게 표현을 안 하고 묵혀두니 병이 생긴다.

억울한 감정이 있는데 풀지 못하면 가슴에 울체가 된다. 이것이 오래되면 열이 발생하기 시작한다. 열은 위로 올라가는 성질이 있어서, 화도 더 잘 나고 냉수를 찾게 된다. 그리고 몸 안의 진액을 마르게 해서 눈이 건조해질 수 있다. 이분에게는 치지와 담두시를 기본으로 하는 치지시탕에 막힌 가슴을 뚫어주기 위해 지실과 진피라는 한약재를 추가하여 처방하였다.

당신의 감정이입이 되는 환자가 있는가?

물론 더 다양한 사례가 있지만 크게 봤을 때 이렇게 세 분류로 나눌 수 있다. 그리고 수면 장애 외에 환자가 가지고 있는 증상들을 문진표로 파악하여 각각 처방하면 좋은 효과가 난다. 몇 년간 불면으로 고생했던 분들이 한약 한 제만으로도 잠을 잘 자게 되었다고 말하는 경우도 많다.

수면 장애를 예로 들었지만 이와 동반되는 불안장애나 우울증, 공황장애 등도 앞서 설명한 방법으로 증상 호전에 큰 도움이 된다. 오랜 병증으로 몸과 마음이 힘들고 다른 치료에도 별다른 호전이 없다면 한의원에 가서 나의 증상을 말해보자. 당신의 증상을 호전시킬 수 있는 다양한 방법이 있을 것이다.

만성 설사,
원장님 밥 좀 먹을 수 있게 해줘요

평소 허리통증으로 치료를 받으시던 어르신이 한 분 계셨다. 하루는 이분이 한약 상담을 원하신다고 하였다.

"원장님, 내가 뭘 먹지를 못해요."
"네. 평소 소화가 잘 안되세요?"
"소화도 소화지만 뭘 먹기만 하면 설사를 해서."
"어떤 음식을 먹으면 그러신가요? 맵거나 차가운 음식을 드시면 그래요?"
"아니요. 그냥 뭐든지 건더기가 있으면 설사를 해요."
"그럼 요즘 식사는 어떻게 하세요?"
"그냥 밥도 죽같이 해서 먹고, 간장 좀 넣어서 먹어요. 김치를 잘라 먹어도 그대로 나오는 거 같아요."
"아휴, 힘드시겠어요. 얼마나 오래됐어요?"
"오래됐어요. 5년 정도 지났어요."

이분은 만성으로 비위의 기능이 너무 약해진 상태였다. 당장 비위를 보하면서 지사하는 효능이 있는 한약을 한 달 정도 복용하면서 설사가 잡히기 시작했다. 횟수도 줄었지만 우선 깍두기를 작게 썰어서 먹어도 괜찮아졌다.

다른 어르신 한 분도 허리통증으로 침 치료를 받으시다가 기력이 없다며 한약 상담을 원하셨다. 20여 년 전 중풍을 앓으셨고, 15년 전에는 직장암으로 수술을 하셨다. 허리디스크로 3년 전 수술을 하였지만, 잔여 통증이 있었다. 평소 추위를 많이 타며 직장암 수술의 영향인지 대변이 좋지 않았다.

"○○ 님 변 보시기는 어떠세요?"
"대변이 항상 물러요. 하루에 3~4번씩 봐요. 심할 때는 지사제를 복용하고 있어요."
"어떤 음식 드시면 더 안 좋으시던가요?"
"차거나 매운 음식은 안 먹어요."
"소변은 어떠신가요?"
"소변도 너무 자주 마려워서 자다가도 3~4번은 소변 때문에 깨요."

이분은 몸의 수분 대사가 원활하지 않아 소변을 보기 시원찮으면서 설사가 생긴 것이다. 비위를 따뜻하게 하면서 소변을 한 번에 시원하게 볼 수 있도록 처방을 하였다. 보름이 지나 설사의 횟수가 줄고 지사제는 복용하지 않아도 되었다.

30대 남성이 1년 만에 한약 상담을 원하며 내원하셨다. 주소증이 복통과 설사인데 약 1년 전 업무상 스트레스를 많이 받고 나서 식사를 하면 배꼽 주위로 아프면서 설사를 한다.

"언제 주 증상이 더 심해지던가요?"
"맵거나 자극적인 거 먹으면 더 심해요."
"다른 음식은요?"
"유제품이나 기름진 음식 먹으면 심해져요."
"복통이 있을 때 다른 증상이 더 있나요?"
"배가 많이 차가워요. 그리고 가스도 많이 차는 것 같아요."

이분은 추위를 많이 타고, 복진을 했더니 명치 쪽으로 압통이 있었다. 이분은 혈액 순환을 도와 몸의 체온을 끌어올려 주는 기본방을 바탕으로 처방하였다.

설사는 위 사례 외에 다양한 경우가 많다. 신경 쓸 일이 있을 때, 장관에 염증이 있을 때 등등 원인도 다양하고 그에 맞는 치법도 다양하다. 단순히 지사제만 복용해서 나아지지 않는다. 환자의 증상을 잘 관찰하여 그 원인을 찾은 후 맞는 치법을 찾으면, 10년이 된 증상이라도 한두 달의 치료만으로도 큰 호전을 기대할 수 있다.

무리한 다이어트를 했더니
생리를 안 해요

요즘은 외모가 무기이고 경쟁력인 시대이다. 특히 SNS의 발달로 자기 PR을 언제 어디서나 할 수 있어서 남에게 잘 보이기 위해 큰 노력을 기울인다. 그중에서도 최고의 성형은 다이어트란 말이 있듯이 다이어트만으로도 몸에 많은 변화가 일어난다. 얼마 전에는 내 눈에 그냥 날씬해 보이던 중학생 딸이 살을 뺀다며 식사를 안 한다고 해서 골치가 아팠다. 나 역시 지금보다 3kg만 더 빼면 좋겠다고 생각하지만, 몸은 무겁고 식도락을 포기할 수 없어 이대로 쭉 유지하는 중이다.

30대 초반의 여성이 생리 문제 때문에 내원한 적이 있었다.

"생리에 어떤 문제가 생겼어요?"
"몇 달 전부터 생리량이 좀 줄어들더니 지난달 이후로 생리를 안 해요."
"네. 본인이 생각하시기에 특별한 계기가 있는 것 같으세요?"
"잘 모르겠지만 제가 곧 결혼식이 있어서 계속 다이어트 중이에요."

"그동안 체중이 얼마나 줄었나요?"
"대략 8kg 정도 뺀 것 같아요."
"아직 더 감량할 생각이세요?"
"그러고는 싶은데 몸이 안 좋아지는 것 같아서 걱정이에요."

체중 감량을 하기 전 몸무게가 적정해 보이는데, 거기서 8kg이나 뺐다고 하니 예비 신부의 마음은 알겠으나 건강이 걱정되었다.

비만한 사람에게 다이어트는 중요하다. 대사증후군을 예방하고 치료하는 데 큰 도움이 되기 때문이다. 하지만 만사가 그렇듯이 속도 조절을 못 하고 무리한 것이 문제다. 체중을 줄여야겠다는 생각에 무리하게 다이어트를 하면 예상치 못한 여러 부작용이 속출한다. 탈모, 변비, 생리불순 등등 다양한 증상이 있다. 그중에서 특히 다이어트 이후 생리를 안 하는 경우가 있다.

몸의 지방세포에서는 렙틴이라는 호르몬을 분비한다. 이 렙틴은 체중조절 작용을 하는데, 음식 섭취를 줄이고 에너지 소모를 증가시켜 더 많은 지방을 산화시킨다. 사람에서 혈중 렙틴 농도는 체지방량에 비례하는데, 다이어트로 체중이 감소하면서 체지방량이 줄면 렙틴도 줄게 된다. 내 몸이 위기 상황이라고 인지하기 때문이다. 체중이 10% 감소하면 혈중 렙틴은 50% 감소한다고 알려져 있다. 이렇게 렙틴이 감소하면 뇌 중추에서 생식기능을 억제하고, 에스트로겐과 프로게스테론으로 나타나는 시상하부-뇌하수체-난소 축의 붕괴를 유발한다.

이를 "시상하부성 무월경"이라 한다. 그래서 무월경 외에도 가슴이 작아지는 것처럼 사춘기 이전으로 돌아가듯 여성성이 감소할 수 있다. 이는 다이어트를 무리하게 하는 여성들 외에 장거리 달리기나 발레 선수같이 마른 체형을 강조하는 스포츠 여성 선수들에게 흔하게 나타난다. 이렇듯 체중 지방의 감소는 생리 주기에 확실히 영향을 미친다.

문제는 이렇게 체지방 감소로 인해 무월경(폐경)이 발생하면 다이어트를 중단하고 식이 조절을 한다고 다시 생리가 시작되지 않는다는 것이다. 우리 몸은 복잡한 시스템으로 에너지 균형을 유지하는데 무리한 다이어트 등으로 한번 깨지면 자연 회복이 안 될 수 있다. 이런 경우 한약이 큰 도움이 된다. 환자의 증상에 따라 다양한 처방들이 있지만 "당귀생강양육탕"은 시상하부성 무월경에 사용하는 대표적인 처방이다.

소화가 안 되고 배가 빵빵해요

복부는 크게 두 부위로 구분된다. 배꼽을 기준으로 명치에서 배꼽 위쪽은 대복(大腹) 즉 상복부, 배꼽 아래는 소복(小腹)으로 하복부라 한다.

대복은 주로 위와 간담이 위치하고 소복은 주로 소장, 대장을 비롯해 방광, 자궁 등 골반강 내 장기가 있다. 그래서 복부팽만이 있더라도 어느 부위인지에 따라 원인이 다를 수 있다.

대복 부위는 다음과 같은 질환이 원인일 수 있다.

스트레스는 만병의 근원으로 억울된 감정이 오래되면 가슴이 답답해지면서 소화기 문제를 일으킨다. 이때에는 가슴이 답답하면서 음식을 먹어도 자주 체하는 느낌이 있으며 배에서 막혀 안 내려가는 느낌이 강하다. 한숨을 자주 쉬는 경향이 있다. 특히 명치에서 우측으로 갈비뼈 아래쪽이 답답하고 불편하다면 간담의 이상일 가능성이 높다. 간염이나 담낭염 같은 문제가 아니더라도 한의학에서 간기능계의 이상이 있으면 위와 같은 증상이 발생한다. 입이 쓰거나 입안이 건조하거나 어지러움이 동반되는 경우가 있으며 이때는 시호라는 한약재를 위주로 하는 처방을 한다.

급성으로 명치 통증이 있는 경우는 대부분 급체로 인한 것이다. 과식이나 급하게 식사를 했을 때, 맵고 짠 자극적인 음식을 먹었을 때 위에 부담이 가면서 발생한다. 이때는 한방 소화제와 침 치료만으로도 **빠른** 호전이 된다.

명치 주변으로 통증이 있거나 답답하고 막힌 듯한 느낌이 있는데 이를 한의학에서는 비증(痞證)이라고 한다. 눌러보면 딱딱하지는 않은데 불편감이 있다. 만성인 경우가 많고 사람에 따라 속 쓰림, 메슥거림, 차가운 음식이나 자극적인 음식을 먹으면 설사를 동반하는 경우가 많다. 평소보다 조금만 더 과식해도 속이 더부룩해지면서 소화가 안 되는 느낌이 자주 있다. 이런 경우 한약 처방으로 환자의 증상에 맞춰 반하사심탕, 생강사심탕, 감초사심탕 등을 처방한다.

소복 부위로 복부 팽만감이 있을 때는 아랫배 통증을 동반하는 경우도 많다. 이때는 소화불량을 비롯해서 방귀를 자주 뀌거나 배에서 꾸르륵거리는 소리가 나기도 한다. 비위의 기능이 떨어지면서 발생한 경우에는 주로 설사를 동반하는데 이중탕이나 사군자탕 등 같이 비위를 보하는 처방을 위주로 한다.

반면에 다양한 치료로 호전이 잘되지 않는 완고한 복부팽만과 소화불량이 있을 때는 변비가 있는지 확인해 봐야 한다. 한번은 여대생이 한의원에 내원하였다. 뭘 먹어도 너무 소화가 안 되면서 배가 빵빵한 느낌이 있다는 것이다. 그동안 여러 한약과 양약을 먹어도 일시적 효과만 있었다고 하셨다. 대변은 어떤지 물어봤는데, 지금도 변을 개운하게 못 보고 2~3일에 한 번이나 심하면 7일까지 대변을 못 본다고 하였다. 심한 변비를 동반하면서 하복부 팽만이 심한 경우가 있다. 나가야 할 변이 장에 적체되면 이로 인해 하복부뿐만 아니라 상복부까지 불편함을 야기할 수 있다. 이때는 변을 빼면서 막힌 기를 뚫어주고 팽만감을 풀어주는 조위승기탕 등을 처방하면 효과가 좋다.

위와 같은 기능적인 문제 외에 우측 하복부 쪽에 심한 통증이 있으면서 손으로 눌렀다가 뗄 때 더 심한 통증이 있다면 충수염을 의심해 봐야 한다. 대장의 시작부인 맹장에 붙어 있는 충수에 염증이 생기면 곧바로 병원에서 검사 및 처치를 받기를 권유한다.

소화불량이 오래 지속되면서 배가 불러오고 속이 메슥거리고 구토를 동반하기도 한다면 기능적인 문제가 아니라 기질적인 문제가 있을 수 있다. 즉 간염이나 간경화나 위암 같은 질환 때문일 수 있으니 정밀검사가 필요하다. 여성의 경우 하복부 통증이 내과 검사에서도 문제가 없다면 자궁을 비롯한 난소의 문제도 있을 수 있으니 초음파를 비롯한 검사와 치료가 필요하다.

나도 변비인가?
치료를 받아야 하나요?

사람들은 자신의 배변 상태에 대해 정확히 모르는 경우가 많다. 남들과 건강에 대해 얘기를 나누더라도 대변에 대해 얘기하는 경우는 별로 없다. 그래서 심각하지 않으면 자신의 배변이 문제가 있다고 생각하지 않는 경우도 많다. 하지만 건강에 있어서 중요한 것은 섭취와 배출이다. 음식물을 잘 먹고 소화시켜 영양분은 사용하고 나머지 찌꺼기를 잘 배출해야 한다. 잦은 설사도 문제지만 원활한 배변이 되지 않으면 어떤 사람은 하루 종일 온 신경을 그것에 집중하기도 한다.

의학적으로 변비의 기준이 있지만 임상적으로는 그리 중요하지 않다.

20대 마른 체형의 여성 환자가 소화불량과 복통을 주소증으로 엄마와 함께 한의원에 내원하였다. 문진표를 보고 현재 가지고 있는 증상을 묻다가 대변 관련 문항을 보니 1주일에 한 번 정도에 체크가 돼 있었다.

"대변을 1주일에 한 번씩 보고 있어요?"

"네. ○○이는 아기 때부터 대변을 잘 못 봤어요. 돌 때도 토끼 똥 같이 나오고 손가락으로 파내기도 했어요."

"그러면 그때 이후로 계속 편하게 변을 못 보고 있는 거예요?"

"변비약을 안 먹으면 1주일에 한 번 겨우 봐요."

"그렇게 보면 어떠신가요? 3~4일 정도는 변을 못 봐도 많이 불편하지 않으세요?"

"아니요. 아랫배가 더부룩하면서 불편한데 나오지를 않아요."

이 환자는 평소 소식을 하며 조금만 과식을 해도 체기를 느꼈다. 그동안 소화불량으로 양방이나 한방 치료를 받았는데 큰 호전은 없었다. 일반적으로 소화기에 집중한 치료로는 한계가 있을 거라는 생각이 들었다. 한의학에 "腎者 胃之關也(신자 위지관야)"라는 표현이 있다. 신은 대소변을 관장하는데, 여기에 문제가 생기면 위에 영향을 준다는 것이다. 내가 보기에는 대변의 적체가 소화불량의 원인이 될 수 있었다. 완고한 변비를 해결하기 위해 우선 변을 빼는 처방을 했다. 소화제로 잘 낫지 않는 만성적인 소화불량일 때 우선 고려해야 할 것이 배변 상태이다. 즉 배변이 원활해지도록 도우면 소화불량이 호전될 수 있다. 이 환자는 당장 속쓰림과 소화불량도 호소하였기 때문에 이에 맞는 처방과 함께 배변을 돕는 조위승기탕이라는 한방 보험약을 병행하여 치료하였다. 한약을 복용하고 배변은 매일 볼 수 있게 되면서 소화불량도 호전되었다.

40대 남성 환자분의 경우 대변 항목에 매일 1회라고 체크가 되어 있다.

"○○ 님, 대변을 하루에 한 번씩 보면 별다른 불편함은 없으신 거고요?"

"저는 매일 어떻게든 대변을 보려고 합니다. 하루라도 안 보면 답답해요."

"한 번 보더라도 개운하지가 않으신가 봐요?"

"네. 평소에 한 번 보고 나면 마치 덜 본 것 같이 뒤가 무거워요. 그래서 하루에 두세 번 볼 때도 있습니다."

사상체질에서 소양인이 이런 경우가 많은데 매일 대변을 보지만 개운하지 않은 경우가 많다. 하루라도 못 보면 온갖 신경이 아랫배에 쏠린다. 배가 더부룩하면서 무겁고 냄새나는 방귀도 자주 뀌기 때문이다. 아침에 쾌변을 보고 나면 하루의 컨디션이 좋아진다. 이런 분들에게는 주 증상을 치료할 때도 배변을 잘하도록 돕는 한약재를 추가해서 처방한다.

반면 이런 환자분도 있다.

"○○ 님은 대변을 2~3일에 한 번씩 보네요. 불편한 거 있으세요?"

"아뇨, 별로 불편한 거는 없어요. 그냥 편하게 보는 거 같아요."

이런 분은 남들이 보기에 변비 같으나 본인은 전혀 불편하지 않다. 며칠에 한 번씩 보더라도 배변이 힘들지 않다. 이때는 치료의 대상이 아니다.

이외에도 노인이나 큰 병을 앓고 난 이후 예전에 문제가 없던 배변이 힘들어질 때가 있다. 기력이 쇠해지고 장액이 부족해진 경우이다. 이때는 변을 부드럽게 하거나 기력을 채워주는 보약을 겸하면 증상이 개선된다.

평소 변비를 예방하는 도움이 되는 습관은 무엇일까? 내가 권하고 싶은 한 가지는 아침에 일어나면 미지근한 물 한 컵을 마시는 것이다. 이 한 컵의 물이 위와 장을 깨워 연동 운동을 촉진하고 배변 활동을 원활하게 한다.

임신 입덧을 한약으로 치료해요?

낮은 출산율 때문에 나라가 머리를 맞대고 고민을 많이 하고 있다. 정치, 사회, 경제 문제 등등 관련된 원인이 많겠지만, 한 여성의 입장에서 생각해 보면 출산에 두려움 또한 한몫하지 않을까 싶다. 임신부터 출산까지 생기는 몸의 변화와 낯선 증상들과 고통 말이다. 그중 임신 초기에 가장 힘들 수 있는 증상이 입덧이다. 특정 음식이나 향에 대한 거부감은 물론이고 심하면 물 마시는 것조차 버겁다. 웬만한 것은 속이 안 받아줘서 먹기도 싫거니와 토해내기 일쑤다. 병원에 가더라도 대증요법 위주라 고생을 좀 덜 할 뿐이다.

이런 임신 입덧을 치료하는 한약이 있다는 것을 아는 사람은 별로 없는 것 같다. 평소 한약을 접해본 경험도 적고 태아에 대한 걱정 때문에 더 꺼리는 듯하다. 물론 임신 초기 약 16주까지 태반이 자궁에 자리를 잡을 때까지 가능한 약을 먹는 것을 권하지 않는다. 하지만 입덧이 심해서 구역감이 상시로 있고 임신부가 먹는 것이 부족해져서 체력이 떨어지면 유산에 대한 위험도도 올라가고 건강한 출산에 악영향을 미친다. 이럴 때는 임신부의 증상을 치료하고 안태(태아를 편안하게 해주는 것)하는 한약을 복용하는 것이 좋다.

"원장님, 임신 8주 차인데 밥 먹을 때 속이 울렁거리고 너무 메슥거려요. 어떨 때는 다시 토해야 속이 편해져요."
"그래도 식욕은 있어요?"
"네."
"드시는 게 힘드시겠지만, 소화는 어떠세요? 조금이라도 먹었을 때 자주 체한다는 느낌도 있으세요? 명치 쪽이 더부룩하고 답답한 느낌이요."
"입덧 때문에 많이 먹지는 못하지만, 소화는 괜찮은 것 같아요."

임신 입덧 시 처방하는 한약은 반하나 생강이 주된 약재로 사용된다. 소화불량을 동반할 경우 인삼을 추가로 고려한다. 반하, 생강은 오심, 구토를 치료하는 대표적인 한약재로 이 약제들이 들어간 생강사심탕이나 소반하탕이 있다. 소화불량이 없다면 반하와 소량의 인삼 그리고 꿀이 들어간 대반하탕을 처방한다. 변비 경향이 있다면 선복화대자석탕을 처방하기도 한다. 이 외에도 임신부를 돕는 다양한 처방들이 있다. 진찰을 통해 환자의 몸 상태에 따라 달리 처방하는 것이 중요하다. 대개 입덧에 적절한 처방이 되면 2주 내로 상태가 많이 호전된다. 이러한 처방들은 수천 년에 걸쳐 안전성이 검증된 것으로 복용 시 걱정하지 않아도 된다. 또한 위에 언급된 처방들은 식욕부진 하면서 잘 토하는 아이들에게도 자주 사용된다.

자연 분만을 쉽게 하고 싶어요

날이 갈수록 주위에서 갓난아기를 보기 힘들어지고 있다. 출생률은 국가적 노력에도 불구하고 계속 떨어지고 있으며 연일 방송에서는 저출산의 위험성에 대해 경고하고 있다. 사회 여건 때문에 결혼을 기피하는 경향이 날로 커지고 있으며 남성들은 알 수 없는 출산에 대한 여성들의 두려움도 한몫하고 있다.

둘째 아이를 출산할 때 일이다. 아내가 진통이 시작돼서 곧바로 산부인과에 갔다. 진료 시작 전이라 분만실 밖에서 대기하고 있는데 또 다른 산모가 도착했다. 우리가 먼저 도착했지만, 나중에 도착한 산모가 먼저 분만실에 들어가길래 의료진에게 물어보니 이미 산도가 열려서 곧 출산할 것 같다고 했다. 그 산모는 셋째 출산 예정이었는데 병원에 도착한 지 30분도 안 돼서 출산했다. 이후 아내는 약 1시간 반만에 둘째를 자연 분만으로 출산했다. 첫째는 진통이 시작되고도 산도가 열리지 않아 유도 분만을 하고도 12시간 이상 고생해서 출산한 걸 생각하면 정말 수월했다. 첫째 아이를 출산할 때부터 산모가 겪어야 할 고통이 덜하면 좋겠다는 생각이 들었다.

출산 이후 산모의 건강이 빨리 회복되려면 2가지가 중요하다.
첫째, 출산은 산모가 극도로 기운을 쏟아야 하므로 분만 시간이 길어질수록 힘들어진다. 최대한 분만 시간을 짧게 하는 게 좋다.
둘째, 아이의 머리가 크다든지 산모의 골반강이 좁다는 이유로 제왕절개 같은 수술을 권유받는데, 불가피한 상황이 아니라면 산모가 수술받지 않는 것이 좋다. 회복력의 차이가 있기 때문이다.

그렇다면 어떻게 해야 자연 분만 하면서도 진통 시간이 길지 않게 할 수 있을까?
예로부터 한방에는 출산이 쉽도록 도와주는 대표적인 처방이 있다. 바로 당귀와 천궁으로 조합된 "불수산(佛手散)"이다.
조선 제21대 영조의 모후 숙빈 최씨의 3회에 걸친 출산 과정을 기록한 『護産廳日記(호산청일기)』에는 난산을 예방하고 순산을 도모하는 예비 약으로 사용된 실례가 나온다. 『護産廳日記』는 왕실 출산의 실례를 보여주는 것이지만, 불수산을 출산 시 예비 약으로 사용하는 것은 1960년대, 1970년대 신문 지상의 가십난에 어떠한 상황을 출산과 불수산의 사용에 빗대어 풍자할 정도로 상식화, 대중화되어 있었다.

불수산의 대표적인 치료 효과에 대한 내용은 아래와 같다.
첫째, 출산을 앞두고 미리 복용함으로써 태를 줄어들게 하여 출산을 쉽게 하는 효능이 있다.

둘째, 출산 시에 진통이 도래한 후에 복용함으로써 출산을 촉진하는 최산 효능이 있다.

이렇게 분만 시 도움이 되는 불수산은 언제 어떻게 복용해야 좋을까?

불수산은 출산예정일 10일 전쯤부터 복용한다. 하루에 2~3봉 정도씩 복용하다가 진통이 느껴지면 그때부터는 다량 복용을 권한다. 즉 5~6봉 정도를 보온병에 담아서 수시로 계속 복용하는 것이다.

이렇게 하면 자연 분만으로 출산하더라도 분만 시간이 대략 2시간 이내로 단축되어 산모의 회복에도 큰 도움이 된다. 또한 불수산은 최산하는 효능뿐만 아니라 산후 어혈을 풀어주는 효과가 뛰어나기 때문에 산후까지 이어서 그대로 복용하면 된다.

이렇게 출산 전에 불수산을 복용하면 자연 분만도 수월할 뿐만 아니라 산후 오로 같은 어혈 제거에도 도움을 주어 산모가 회복하는 데 큰 도움을 준다.

산후 보약은 산모에 맞게 달라야죠

아내가 올해 중3이 되는 둘째를 낳고 산후조리할 때 도우미로 오셨던 이모님이 계신다. 그때 인연으로 지금까지 계속 연락하며 지내고 있다. 이모님은 아직도 산모 도우미로 근무하고 계신다. 얼마 전 이모님께 전화가 왔다.

"원장님. 잘 지냅니까? 산모 한 분 한의원에 가시니 잘 봐주세요."
"네. 이모님도 잘 지내시죠? 오시면 정성껏 잘 보고 처방해 드릴게요."

그렇게 30대 초반의 산모가 한의원에 내원하셨다. 제왕절개로 출산한 지 한 달 정도 되었고, 아직 모유 수유 중이다. 주 증상으로 몇 주에 한 번씩 배가 안 좋아지면서 쓰러질 듯한 느낌이 있고 힘이 빠진다고 한다. 작년에는 실제로 쓰러진 적도 있다고 한다. 신경 쓸 일이 있으면 컨디션이 급격히 안 좋아지는데, 가슴이 답답해지거나 상열감이 생긴다. 그리고 자주 어지럽다.

추위를 많이 타서 내복을 2개씩 껴입고, 발과 아랫배가 차다. 냉도 많은 편이다. 그런데 더위도 많이 타서 여름에는 가슴의 열감 때문에 잠을 못 잔다고 한다.

간헐적으로 위완부가 쓰리고 메슥거린다. 평소 단맛을 좋아한다.
대변을 이틀에 한 번씩 보는데 설사를 하기 전 같이 배가 살살 아프면서 묽은 변을 본다.
스트레스를 받으면 거의 설사를 한다.
잠자리가 바뀌면 잠을 못 자고 꿈을 많이 꾸는 편이다.
현재는 아이 때문에 잠들기가 더 힘들어졌다.
커피를 마시면 손이 떨려서 안 마신다.

땀을 많이 흘리지는 않지만 땀을 흘리면 몸이 무거워지고 힘이 빠지는 느낌이다.

평소 감기에 걸릴 때 인후부부터 안 좋아지며, 환절기가 되면 재채기를 많이 하고 비염도 생긴다.

추위를 많이 타는 산모에게 첫 번째 처방은 바로 계지탕이다. 계지, 작약, 생강, 대조, 감초로 구성되어 손발 끝까지 몸을 따뜻하게 하고 관절통을 줄여준다. 그런데 이 환자는 더위도 많이 타서 여름이 가장 싫을 정도라 하였다. 또한 스트레스에 민감하여 신체화 증상도 보인다. 그래서 머릿속에 떠오른 처방이 시호계지탕이었다. 소시호탕과

계지탕을 합방한 것으로 소시호탕의 시호와 계지탕의 작약이 만나 신경 쓰면 증상이 심해지는 경우에 효과적이다. 소시호탕증을 가진 사람은 감기에 걸릴 때 몸살이나 기침보다 인후부 통증이 먼저 오는 경향이 있다. 이 산모는 특히 배가 살살 아픈 증상이 자주 나타났기 때문에 작약을 많이 증량했다. 또한 걱정이 많으면서 잠자리에 예민하였기 때문에 시호거금가령탕의 방의를 따라 황금을 빼고 복령을 넣었다. 시호계지탕에 들어가는 반하, 인삼, 생강, 감초는 속이 메슥거리고 쓰릴 때 효과적이다.

환자분은 이 시호계지탕 가감방을 복용하고 배 아픈 것도 많이 나아지고 잠도 푹 주무시게 되었다.

산후 언제부터 한약을 복용할 수 있는지 자주 듣는다. 출산 직후부터 복용할 수 있다. 산후 초기에는 오로를 제거하고 어혈을 풀어주는 것이 중요하다. 특히 제왕절개 수술을 했다면 더 그렇다. 대표적인 처방이 생화탕이다. 보혈하는 당귀를 비롯해 어혈을 풀고 혈액순환을 촉진하는 천궁, 도인이 들어가고 몸을 따뜻하게 하고 비위를 편하게 하는 생강, 감초가 들어 있다. 이후에는 산모가 출산 전 몸 상태로 빨리 회복되도록 해야 한다. 원활한 출산을 위해 골반을 비롯해 몸의 모든 관절이 이완되는데, 이때 차가운 기운이 들어서면 여기저기 시리고 아픈 증상이 발생한다. 이때 계지탕을 비롯해 다양한 보약 처방을 사용한다. 그리고 녹용은 상처를 회복시키는 효능도 뛰어나기 때문에 산후 보약에 넣는 것이 좋다.

그러나 산모의 평소 몸 상태는 다양하므로 기본 처방을 위주로 적절한 가감을 해야 산모에게 최적화된 한약 처방이 된다.

애가 아침이면 배가 아파요

초등학생 여자아이가 엄마와 함께 진료실에 들어온다.
예진 차트를 보니 복통이 주 증상으로 적혀 있다.

"안녕하세요. ○○이는 배가 아프네요?"
"네. 아침만 되면 배가 아파요."
"아랫배가 당기면서 아프던가요?"
"네. 배가 꼬이듯이 아파요."
"아침 말고 더 심해지는 상황이 있어요?"
"음, 날이 추워지면 더 심해져요."
"평소 식사는 어때요? 변이 많이 무르거나 설사를 자주 하지는 않아요?"
"식사는 크게 불편하지 않아요. 밥을 먹고 나면 바로 화장실에 가야 해요. 변이 처음에는 형태가 있다가 이후에는 물러져요."

이 여학생은 피겨스케이팅을 하며, 가녀린 체형이었다. 2022년 8월 코로나를 앓고 난 이후 매일 아침 복통을 호소하였으며 심할 때는 응급실에 가기도 하였다. 그러나 검사상 별 이상은 없었다.

대체로 이런 유형은 성격도 차분하고 조용하면서 묻는 말에만 대답한다. 소화기가 안 좋아 소식을 하는 편이고, 단맛을 좋아하며 평소 추위를 많이 타는 경향이 있다. 아랫배가 당기듯이 아프며 실제 복진을 하면 복근의 긴장감을 느낄 수 있다. 변이 무른 경향이 있지만 오히려 소식을 하면서 변이 더 굳어지고 잘 못 보는 경우도 있다. 이럴 때는 작약이 많이 들어가는 소건중탕이라는 한약이 좋다. 약 한 제 처방하고 경과를 물어보니 복통이 많이 사라지고 화장실 가는 횟수도 줄었다고 한다.

유치원에 다니는 남자아이가 할머니와 함께 진료실에 들어온다.

"원장님. ○○이가 아침이면 배가 아프다고 해요."
아이는 궁금한 게 많다. 진료실 책상의 인체 모형을 보면서 "이건 뭐예요?", "저건 뭐예요?" 하면서 질문이 그치질 않는다.
"○○이가 유치원에 가면 어때요? 거기서도 아프다고 해요?"
"아뇨. 아침만 지나면 또 괜찮다고 해요."
"할머니. 나 유치원에서는 안 아파."
"○○이가 밥 먹는 거는 어때요? 변 보는 거나요?"
"밥은 잘 먹는데 편식해요. 변도 잘 못 봐요. 며칠에 한 번씩 겨우 봐요."

이런 유형은 에너지가 넘쳐 보인다. 궁금한 것도 많아 이것저것 만져보려 하고 질문도 많다. 남이 보면 정신없다고 할 수 있다. 신경이 예민한 편이고 까탈스러운 면이 있어 보호자에게 애 키우기에 어떤지 물어보면 "애 키우는데 정신이 빠져나가는 거 같고 힘들어요."라는 대답이 흔하다. 평소 소변을 잘 가누다가 어떤 사건이 있으면서 다시 야뇨증이 생기는 경우도 많다. 복통도 유치원에 가기 싫어 신체화증후군으로 나타나는 경우가 있다. 시호계지탕이라는 한약을 처방하면 복통이나 야뇨증이 나아지는 케이스가 많다.

물론 소아 복통의 원인은 더 다양하고 처방하는 한약 역시 더 많다. 대표적인 사례를 언급했을 뿐이다. 혹시 밤이나 아침 일찍 배가 아픈데 병원을 가기 여의찮은 상황이라면 꿀을 따뜻하게 데워서 먹이면 좋다. 감초가 더 효과가 좋지만, 일반 가정에서 상비하기는 어려우니 꿀이라도 두고 따뜻하게 복용하면 급작스러운 복통을 완화하는 데 도움이 될 수 있다.

머리가 아파요, 목덜미도 아파요

살아가면서 누구나 한번은 겪어보는 것이 두통일 것이다. 과음 이후 생긴 두통, 교통사고나 운동 손상으로 인한 외상성 두통, 긴장성 두통, 뇌혈관 이상으로 인한 두통 등등 원인은 정말 다양하다. 여기서는 몸에 뇌출혈이나 종양 같은 기질적인 문제가 아닌 두통에 대해 말해보고자 한다.

2월 하순 어떤 날, 젊은 부부가 진료실로 들어왔다. 외국인인 아내가 목덜미에서 어깨에 이르는 통증 때문에 내원하였다.

"목덜미에서 어깨까지 많이 아프세요?"
"네, 좌우로 번갈아 가면서 아파요."
"두통도 있으세요?"
"맞아요. 자주 머리가 많이 아파요."
"두통약을 복용하면 좀 나아지나요?"

"아니요. 심할 때는 타이레놀을 2개씩 복용해도 안 나아요."

"두통이 심할 때 속이 메슥거리나요?"

"네. 구토를 할 때도 있어요."

"구토를 하고 나면 두통이 덜하나요?"

"맞아요."

"평소 추위를 많이 타세요?"

"네, 추위를 엄청 타요. 손발이 차가워서 수면 양말을 신고 자요."

"평소 아랫배도 많이 차갑나요?"

"네. 만져보면 차가워요."

이분은 한의원 내원 시 목 통증을 호소하였지만 문진하면서 두통이 심한 것을 알게 되었다. 병원에서 X-ray와 CT를 촬영하였는데 별문제는 없다고 하였다. 두통과 관련된 문진을 한 결과 하복부의 심부 온도가 낮아서 추위를 많이 타고 손발이 차가우며 두통까지 유발된 것으로 진단되었다. 이런 두통은 진통제를 복용해도 호전되지 않는 경우가 많고 속이 메슥거리기도 하고 심하면 구토를 하는데, 오히려 구토를 하면 두통이 호전된다고 한다. 배란이나 생리 때 심부 온도가 일시적으로 더 떨어지기 때문에 몸 여기저기 아프고 두통도 심해질 수 있다. 오수유탕을 처방했는데 이 약은 사람에 따라서는 맵고 아려서 복용하기 힘들어한다. 그러나 이분은 한약이 맛있다고 하면서 잘 복용하셨고 두통은 사라졌다.

일반적으로 한의원에 가장 자주 내원하는 두통의 유형은 긴장성 두통이다.

"안녕하세요. 원장님. 저는 두통이 주로 머리 왼쪽으로만 있어요."
"신경을 쓸 일이 있으면 더 심해지시던가요?"
"네. 요즘 회사 일로 신경 쓸 일이 있었는데 더 심해졌어요."
"혹시 턱이 아프다거나 이를 가는 버릇이 있지는 않으세요?"
"맞아요. 턱을 벌릴 때 딸깍하는 소리도 나고, 딱딱한 음식을 씹을 때 불편해요."
"○○ 님은 긴장성 편두통입니다."

평소 긴장과 스트레스에 노출되면 자신도 모르게 턱을 꽉 다물거나 손톱이나 입술같이 뭔가를 자주 물고 뜯는 습관이 생기기 쉽다. 이때 관자놀이 주위에 위치한 측두근이 자주 수축하면서 긴장하게 되고 측두통을 호소한다. 이때는 과긴장된 심신을 완화시키기 위한 한약을 같이 처방하는 경우가 많다.

"원장님 저는 뒷머리가 많이 아파요."
"목덜미가 뻣뻣하면서 타고 올라가는 느낌이 있으세요?"
"네, 오래 앉아 일하다 보면 뒷목이 아프면서 머리까지 아파요. 정형외과에서 X-ray 찍었더니 일자목이 있다고 해요."
"○○ 님은 목 근육이 긴장되면서 나타나는 두통이네요. 목덜미 근육이 목까지만 가는 게 아니고 뒷머리 쪽까지 올라가 달라붙거든요. 심한 경우 후두하신경이 자극되면 뒷머리가 찌릿할 수도 있어요. 목의 긴장을 풀어주면 두통도 덜해집니다."

직장인이나 학생은 앉아 있는 시간이 길어 일자목이나 거북목이 유발되기 쉽다. 그 결과 목덜미나 승모근 쪽으로 만성적인 뻐근함이나 통증을 호소하고 심할 때는 뒷머리까지 올라오는 느낌이 흔하다. 이러한 증상이 나타나는 대표적인 원인은 목덜미를 감싸는 근육들의 긴장 상태이다. 평소 가슴을 앞으로 숙이고 고개만 들어 올리는 자세는 목의 정상적인 곡선을 무너뜨린다. 일자목이나 거북목이 되면 이로 인해 머리를 지탱하는 근육들이 늘어난 상태로 지속된다.

목 근육들은 뒤통수 머리뼈까지 연결되어 있어서, 근육이 긴장되면 목 부위의 불편감이 뒷골까지 이어진다. 이런 상태가 지속되면 눈 주변이 뻑뻑하고 침침한 증상까지 나타날 수 있다. 뒷머리뼈 바로 아래 움푹 파인 듯이 쑥 눌러지는 부위(풍지혈)를 누르면 통증이 심하지만 시원한 느낌이 든다. 상체를 습관적으로 앞으로 숙이는지 확인하여 자세를 교정하고 추나나 침, 물리치료 등으로 근육을 풀어주면 자연히 두통까지 호전된다. 그리고 특히 골타요법을 추천하는데 기구로 목의 척추분절을 두드려 주면서 관절의 가동성을 높여 목 근육의 긴장도를 낮춰준다. 시술을 받기 전에는 겁이 나고 긴장하지만 경험해 보면 아프지 않고 바로 시원하고 개운하다고 말씀하신다. 만성 두통을 동반한 목 통증이 있으신 분들은 단 몇 번만 받아도 대부분 빨리 개선되곤 한다.

평소 풍지혈을 지압하는 것도 도움이 된다. 양 엄지손가락으로 풍지혈을 10초 정도 꾹 눌렀다가 떼준다. 대부분 지압하면 아픈 부위이지만 몇 번 반복하면 목이 편해지고 눈이 맑아진다.

만일 뒷머리 통증보다 찌릿한 느낌이 자주 발생한다면 신경 압박 가능성을 고려해야 한다. 뒤통수 바로 아래 목뼈 사이에서 시작해 뒷머리 위쪽으로 이어지는 후두하신경이 압박받으면 통증과 함께 전기가 오는 듯한 느낌이 발생한다.

이런 분들은 베개를 베고 누워도 불편감을 느끼며 숙면에 어려움을 겪는다. 다행히 대부분의 경우 근육 긴장을 완화하는 것만으로도 증상이 개선되며, 봉침 등의 적절한 처치로 빠른 호전을 기대할 수 있다.

"원장님, 어제저녁 식사 때 평소보다 좀 많이 먹었더니 속이 더부룩하고 머리도 아파요."
"손이나 발도 차가워지는 느낌이 있으세요?"
"네, 손이 좀 더 차가워진 거 같아요. 명치 쪽이 꽉 막힌 느낌도 있어요."
"이렇게 속이 막힌 느낌이 들면 자주 두통이 있으신가요?"
"네. 과식하거나 자극적인 음식을 먹고 나면 속이 안 좋으면서 머리도 자주 아파요."
"○○ 님은 식체 때문에 생긴 두통입니다. 내 몸의 비위가 받아주는 이상으로 과식하면 체기가 생기고 이때 명치가 막힌 듯하고 누르면 아프기도 합니다. 심하면 머리가 아프거나 어지럽기도 해요. 막힌 속만 풀어드리면 두통도 나아지실 것입니다."

앞서 여러 상황에서 두통의 원인이 다른 만큼 치료법 역시 달라진다. 침과 추나 등을 주 치료로 해야 할 수도 있고 한약을 주된 치료법으로 삼아야 할 경우가 있다. 하루 이틀이 지나고 나서도 계속 지속되는 두통이 있다면 한의원에서 진료를 받고 그에 맞는 치료를 받아보길 권한다.

지금까지 예시로 든 두통은 주로 만성형이다. 몇 달 몇 년 동안 더하다 덜하다 하면서 지속이 된 경우이다. 하지만 갑자기 심한 두통을 호소하면서 구토를 하거나 의식 수준이 떨어진다면 대부분 뇌출혈이나 뇌경색 같은 응급상황일 가능성이 크다. 곧바로 CT나 MRI 검사로 문제 확인을 하는 것이 좋다.

손가락이 붓고 뻑뻑해요

40대 중반의 여성 환자 A 씨가 진료실에 들어왔다.

"원장님 요즘 양 손가락이 아침이면 많이 뻑뻑하고 아파요."
"아침에 붓기도 하나요?"
"아뇨. 붓지는 않는 것 같아요. 아침에 주로 뻑뻑하다가 오후가 되면 부드러워져요."
"증상이 시작된 지 얼마나 되셨나요?"
"2~3개월 정도 됐어요."
"손가락에 열감은 없고요?"
"네. 없어요."
"평소 손가락을 많이 쓰시나요?"
"네. 박스 포장을 많이 하고 있어요."

이 환자를 진찰해 보니 주로 손가락 끝마디가 주로 아팠으며 나중이 불룩 튀어나온 것이 보였다. 이런 환자는 대부분 퇴행성 골관절염이다. 반복적으로 사용하면서 차츰 관절연골이 닳아지고 관절이 두꺼워지는 경향이 있다. 주로 아침에 더 뻑뻑하고 아프다가 손가락을 사용하면 더 부드러워진다. 마치 처음 기계를 돌릴 때 뻑뻑하다가 이후 잘 돌아가는 느낌이다.

이때는 봉침 치료를 한다. 봉침을 맞으면 살이 없는 부위라 시술 시 통증이 심하나 하루 이틀 지나면 통증이 줄고 한결 부드러워진다. 대부분의 환자는 봉침을 맞을 때 눈물을 찔끔 흘리기도 하지만 효과가 좋아서 때가 되면 마지못해서 또 치료받으러 오신다. 그리고 틈틈이 각 손가락을 앞으로 빼듯이 가볍게 잡아당기고, 손등 손가락 사이 근육을 마사지하면 좋다. 이렇게 하면 기혈의 순환을 촉진하여 손으로 영양공급이 잘되도록 돕는다.

얼마 전에는 30대 후반의 여성 환자 B 씨가 진료받으러 오셨다.

"원장님 아침이면 양 손가락이 다 아픈데 특히 왼손 새끼손가락 손바닥 쪽이 더 아파요."
"언제부터 증상이 있었어요?"
"보름 정도 됐어요."
"본인이 생각하시기에 특별한 계기가 있나요?"
"요즘 골프를 배운다고 열심히 하고 있어요."

이분은 남편의 권유로 골프를 시작한 지 3개월 정도 됐다고 한다.

뭔가 끝을 봐야 하는 성격 때문에 하루에 1시간 반에서 2시간 동안 250개의 공을 친다고 하셨다. 한 번씩 손가락을 구부리고 펼 때 뭔가 걸리는 느낌도 있다고 한다. 치료를 받는 동안 주의 사항으로 우선 치는 공은 150개 이하로 줄이고, 가능하다면 어프로치 위주로 할 것을 권유했다. 매일 하는 연습도 격일로 줄이도록 하였다. 5일이 지나 다시 내원했을 때 증상은 한결 가벼워져 있었다.

모든 운동이 다 힘을 빼야 한다고 하는데, 초보인 골퍼는 그립을 세게 잡고 반복된 스윙을 해서 손가락 마디가 붓거나 뻐근함이 생길 수 있다. 골프 그립이 계속해서 손바닥을 압박하면 손가락을 구부리고 펼 때 딸깍하고 걸리는 느낌도 생길 수 있다. 얼핏 퇴행성 관절염과 증상은 유사하나 관절의 변형이나 열감은 없고 대부분 최근에 무리한 일이 있다. 만일 휴식을 취하지 않고 계속해서 손가락을 무리하면 손가락 힘줄을 감싸는 막에 염증으로 결절이 생긴다. 이것이 손가락을 구부리거나 펼 때 힘줄을 고정하는 활차(pully)에 걸려 손가락이 구부려진 상태로 고정된다. 구부리기는 되는데 잘 펴지지 않아 마치 총을 쏠 때 방아쇠를 당기는 모양 같아서 방아쇠 손가락이라 한다. 주로 중수지골관절의 손바닥 주름 부근이 누르면 아프고 결절이 만져지기도 한다. 주로 봉침을 위주로 시술하는데 증상이 지속되면 하키나이프 같은 수술이 필요할 수도 있다. 그러니 증상이 진행되기 전에 무리하지 않도록 운동량을 조절하고 손가락 사이 근육과 팔뚝 안쪽을 마사지하면 도움이 된다.

반면 60대 후반 여성 환자 C 씨가 진료실에 들어왔다.

"원장님 손가락 여기(주먹을 쥘 때 튀어나오는 중수지골관절을 가리키며)가 붓고 아파요."
"아침이면 양쪽으로 붓거나 열감도 있으세요?"
"네. 양쪽 손이 다 그래요. 손목 쪽도 아파요."
"전에 병원에서 류머티즘 진단받은 적 있으세요?"
"네. 약도 받아서 먹고 있어요."

류머티즘 관절염은 손가락 끝쪽보다 중수지골관절과 손목으로 오는 경향이 흔하다. 물론 증상이 많이 진행되면 손가락 끝마디 쪽으로 관절이 신전되어 꺾이는 백조목 변형이 올 수 있다. 또한 퇴행성 관절염보다 붓거나 발적이 있는 경우가 더 흔하다. 혈액검사가 진단에 도움을 준다. 그리고 손가락뿐만 아니라 손목, 목, 무릎 등 다른 관절까지 증상을 동반하는 경우가 많다. 이때도 역시 면역기능 조절에 효과적인 봉침을 위주로 치료하지만, 퇴행성 관절염보다 치료 기간도 많이 걸리고 반응도 느리다. 이미 관절의 변형까지 오면 다시 되돌리기는 어렵다. 완치보다는 꾸준한 관리가 필요하다.

한번은 40대 후반 남성이 네 번째 손가락인 약지가 뻣뻣하고 잘 펴지지 않는다고 하였다. 손바닥을 만져보니 팽팽한 긴장감이 느껴졌다. 손가락이 살짝 구부려진 상태로 지속되기 때문에 바지 주머니에 손 넣기도 불편하고 장갑을 끼기도 불편하다고 하셨다. 뒤프트렌병

(Dupuytren's Disease)이라고 불리는 이 질환은 북부 유럽인에게 많이 발생하여 바이킹 병이라고도 불리는데, 손바닥의 근막이 두꺼워지고 당기는 증상이 있다. 주로 약지가 흔하고 차츰 진행될수록 중수지골관절 쪽으로 손가락이 구부려진 상태로 당긴다. 팔뚝 안쪽에서 손바닥 근막까지 가는 장장근을 우선 치료하지만, 증상이 심해져 일상생활에 어려움이 생기면 양방치료가 도움이 된다.

아킬레스건이 붓고 아파요

대학생 때 의료봉사를 간 적이 있었다. 같이 간 선배 중에 나사(나이 든 사람들)에 속하는 한 분이 계셨다. 봉사 일과가 끝나고 운동장에서 농구를 하다가 갑자기 주저앉았다. 절뚝거리면서 걷다가 병원에 갔는데 아킬레스건 파열이었다. 당시 그 선배가 40대였는데 아킬레스건 파열은 40대 이상 남자에게 자주 발생한다. 대부분 달리기나 점프 후 착지 시 '뚝' 하는 소리와 함께 끊어지는 느낌이 있다. 그리고 까치발로 서 있기가 힘들고 걷는 것이 힘들어진다. 부분 파열이면 보존적 치료를 하지만 완전 파열이면 수술이 필요하다.

한번은 진료실에 50대 건장한 남자 환자가 오셨다. 몸이 다부져 보이는데 내원한 주 증상은 아킬레스건 통증이었다. 그동안 병력을 살펴보니 평소 달리기를 좋아해서 마라톤도 자주 출전하였다. 발목을 위로 꺾거나 아킬레스건을 만지면 통증이 있었다. 그럼에도 달리기가 좋아 통증을 참고서 계속 달리기를 하고 있었다. 이런 경우 아킬레스건에 반복적으로 과부하가 걸리기 때문에 붓거나 열감이 생길 수 있다. 이는 과사용에 의해서 아킬레스건의 미세손상이 유발된 경우이다. 치료를 하더라도 낫기 전에 반복적인 운동을 하면 잘 낫지도 않고 아킬레스건은 건강한 쪽에 비해 많이 두꺼워지나 오히려 강도는 약한 상태가 된다. 이분은 추후 정형외과에서 수술까지 받았는데 별 호전이 없었다. 한의원에서는 주로 봉침이나 온침을 시술한다. 온침은 침을 놓고 그 부위에 온열 자극을 가하는 것인데 힘줄 같은 콜라겐 조직 회복에 좋다. 내 몸이 휴식을 필요로 할 때를 아는 것도 중요한 것 같다.

어느 날 평소보다 장시간 걷거나 운동을 지나치게 하면 아킬레스건으로 무리가 가서 일시적으로 붓고 아플 수 있다. 가벼운 경우 냉찜질을 하고 휴식을 취하면 대부분 1~2주일 내로 호전된다. 그래도 증상이 지속되면 한의원에서 아킬레스건 부위와 종아리 쪽으로 치료를 받으면 빠른 호전을 기대할 수 있다.

평소 종아리를 스트레칭하는 것도 좋은 방법이다. 아킬레스건은 종아리의 비복근, 가자미근이 발뒤꿈치에 달라붙는 힘줄이다. 그래서 이 근육들을 스트레칭하면 아킬레스건에 걸리는 부담을 줄여줄 수 있다. 게다가 족저근막염 예방에도 도움을 줄 수 있으니 일석이조이다.

발목을 삐끗했어요, 언제부터 뛸 수 있을까요?

살다 보면 누구나 한번 삐끗하기 쉬운 곳이 발목이다. 특히 발목 외측이 심한데 이는 내외 측 복숭아뼈의 해부학적 높이 차이가 원인이 된다. 허리나 목 같은 경우, 삐끗하면 주로 근육으로 염좌가 발생한다. 그러나 발목은 복숭아뼈를 안정시키는 인대의 손상이 주로 발생한다. 그래서 치료 기간도 길어질 수 있고 재발이 되기도 쉽다. 인대는 새로운 세포가 생겨 조직을 대체하는 데 약 3~6개월 정도 소요된다고 한다. 그래서 발목염좌로 치료를 받아 통증이 없어졌다고 해서 인대조직 회복이 다 된 것이 아니다. 이 기간에는 다시 삐끗하지 않도록 주의해야 하는 이유이다. 당장 통증이 없다고 곧바로 예전 생활로 복귀해서 무리하면, 인대는 아직 완전히 회복되지 못했기 때문에 전에 삔 곳만 자주 삐곤 한다.

발목 손상 시 초기 치료와 처치가 중요하다. 손상 정도를 크게 나눠 본다면 다음과 같다.

1단계는 부기나 멍이 없고 통증도 가벼운 정도이다. 인대의 작은 손상이 있으나 보조기가 필요할 정도는 아니며 대부분 1~2주 정도 치료하면 일상생활 하기에 무난하다.

2단계는 부종과 멍이 보이고 보행 시 통증을 느낄 정도이다. 인대의 부분 파열이 있을 가능성이 높다. 초기 1~2주 정도는 테이핑이나 보조기로 부분 고정을 하고 치료를 받아야 한다.

3단계는 누가 봐도 부종, 발적이 심하며 멍도 크게 보일 때이다. 발목 바깥쪽 복숭아뼈 쪽으로 다쳤는데 안쪽 복숭아뼈 쪽까지 아플 수 있다. 체중 부하를 주지 않고 발목을 돌릴 때도 통증이 있을 정도로 인대파열이 크게 왔을 가능성이 높다. 인대파열이 심하면 골절을 동반했을 가능성이 높기 때문에 X-ray를 찍어서 확인해 볼 필요가 있다. 골절이 없다면 부분 고정을 하며 치료 기간도 3~4주 정도 걸리는 경우가 많다.

그렇다면 치료는 어떻게 하면 될까?

급성 손상 시 가장 중요한 것은 부종을 조절하는 것이다. 대부분 다치면 초기에 부종이 생기는데 이 때문에 다친 부위에 압력이 커지고, 이 증가한 압력 때문에 통증이 발생하고 근력을 약하게 한다. 따라서 손상 초기에 부종을 최대한 적게 하는 것이 중요하다. 이를 위한 기본 처치법은 PRICE이다. Protection(보호), Rest(휴식), Ice(냉찜질), Compression(압박), Elevation(거상-들어 올리기)의 앞글자를 딴 것이다. 발목을 삐끗했다면 발목을 보호하기 위한 깁스나 보호대가 필요할 수 있고, 휴식하며, 다친 시점부터 약 72시간까지는 틈날 때마다(가능하다면 매시간) 냉찜질을 5~10분 자주 해주는 것이 좋다. 부기가 심하면 압박을 하기도 하지만 발목은 생활의 불편감 때문에 자주 하지는 않는다. 한다면 주로 탄력붕대 정도면 적당하다. 그리고 누워 있을 때는 다리를 심장 높이 이상으로 올리는 것이 좋다.

한의원에 가면 어혈을 풀어주는 침 치료를 받고 냉찜질을 받을 수 있다. 또한 타박상, 염좌에 효과가 있다고 입증된 당귀수산 같은 한약을 복용하면 빨리 회복시킬 수 있다. 급성기 치료가 어느 정도 마무리되면 인대를 강화하는 자하거 약침이나 화침, 뜸이 도움이 된다. 그리고 발목 재활 치료를 병행하는 것이 좋다. 한번 발목 손상이 오면 관절의 위치와 균형을 담당하는 고유감각수용체라는 것이 같이 손상된다. 길을 걷다가 보지 못한 홈이 있어서 발을 헛디딜 때 반사적으로 이를 느끼고 다치지 않게 반응해야 하는데, 이것이 손상되고 재훈련이 안 되면 삔 부위가 또 삐는 일이 흔한 것이다. 전문적인 운동선수들이야 팀닥터나 트레이너들이 전문 재활을 시킬 수 있으나, 일반인들은 통증이 없으면 별다른 재활 치료를 안 하는 경우가 많다. 그래서 이를 방지하기 위해서는 균형감각을 향상시켜야 한다.

일반적으로 발목을 삐끗했다면 언제부터 조깅이나 운동을 할 수 있을까? 그 순서는 아래와 같다.

서 있거나 보행 시 통증이 있다면 앉거나 누운 상태에서 발목을 위아래, 안팎으로 아프지 않은 범위에서 돌려보자. 그다음 단계로 보행 시 통증이 없다면 한 발로 서서 균형 잡는 연습을 한다. 최소 30초 이상은 유지할 수 있어야 한다. 가능하다면 워블 보드처럼 반원형으로 된 기구 위에서 균형 잡는 연습을 해주는 것이 좋다. 이 동작도 괜찮다면 호핑 테스트를 해보자. 어릴 적 놀던 것처럼 한 발로 콩콩 뛰는 것이다. 이 동작까지 별문제가 없다면 여러분은 조깅이나 가벼운 구기 종목을 하는 데 별 무리가 없을 것이다. 누차 강조하지만 통증을 느끼면서 운동을 반복하는 것은 급성 손상을 만성질환으로 가게 만드는 지름길이다.

무릎 뒤 오금이 저리고 아파요

무릎을 구부릴 때 접히는 무릎 뒤쪽 부위를 오금이라 한다.
많은 환자들이 무릎 앞쪽과 안쪽의 증상을 호소하는데 오금 쪽으로 아파서 오시기도 한다.

오금이 아프다면 크게 3가지로 구분될 수 있다.

첫 번째는 오금으로 뭔가 부어오르는 것 같고 무릎을 끝까지 구부릴 때 이물감이 있는 듯하면서 불편함이 느껴지는 것이다. 시간이 지나면 육안으로도 확인될 만큼 말랑한 덩어리가 있을 수 있다. 이런 경우는 대부분 베어커 낭종으로 관절 물주머니에 과도하게 관절액이 차오르는 것이다. 무릎을 펴고 서 있으면 오금 가운데 쪽으로 두드러지게 돌출된 것이 보인다.

여자에게 더 흔하게 나타나는데 여자가 남자에 비해 관절의 유연성이 좋아 서 있을 때 무릎이 과신전 되는 경우가 많다. 이때 체중이 발뒤쪽보다 발가락 쪽으로 실려 몸이 앞으로 약간 기운 느낌이 들 수 있다. 그래서 무릎 뒤로 압력이 증가하고 때에 따라 관절액이 밖으로 나오는 것이다. 눌러서 아프지는 않으나 낭종이 커지면 무릎을 많이 구부릴 때 눌리는 느낌이 있다. 낭종을 흡입하더라도 다시 재발되는 경우가 많고, 시간이 지난다고 계속 커지는 것은 아니어서 대부분 별문제가 없기 때문에 관찰하며 지내는 경우가 많다.

두 번째, 무릎 뒤 한가운데가 아니라 안쪽이나 바깥쪽으로 아플 때가 있다. 무릎을 구부리고 뒤쪽을 만져보면 굵은 띠가 만져질 것이다. 바로 햄스트링이라 불리는 슬괵근의 힘줄이다. 허벅지 뒤쪽에 위치한 슬괵근은 엉덩이 아래 좌골부터 시작해서 무릎 주위에 달라붙어 무릎을 구부리는 주된 근육이다. 그래서 이 근육에 무리가 가면 엉덩이나 무릎 뒤쪽으로 통증이 있을 수 있다. 평소 앉아 있는 시간이 많은 직장인은 슬괵근이 긴장되고 짧아져서 걸을 때 자극이 올 때도 있다. 충분한 준비운동이 안 된 상태에서 축구나 야구 같이 순간적으로 달리거나 점프를 할 때 햄스트링이 갑자기 늘어나면서 손상이 생길 수 있다.

예방과 치료를 위해, 앉아 있을 때는 발을 의자 아래에 집어넣듯이 무릎을 많이 구부리지 않도록 한다. 한 번씩 의자 앞에 스툴 같은 도구에 다리를 올려 슬괵근을 스트레칭해 주는 것도 좋다. 불편한 증상이 있다면 보행 시 보폭을 평소보다 작게 하고 뛰는 운동은 가급적 삼

가는 게 좋다. 운동을 시작하기 전에는 꼭 준비운동을 하고 끝나고 나면 스트레칭을 비롯한 정리 운동을 해주는 것이 좋다.

세 번째는 허리디스크같이 신경 압박이 있는 경우이다. 신경이 압박을 받거나 염증이 있게 되면 주로 통증과 함께 저리거나 따끔거리거나 감각이 둔해지는 느낌을 동반하는 경우가 많다. 허리디스크일 경우 허리를 숙일 때 통증이 있거나 무릎을 펴는 동작을 할 때 증상이 더 심해지는 경우가 많다. 신경이 신장되면서 압박을 받기 때문이다. 이럴 때는 한의원에 내원하여 진료를 받고 필요하다면 영상 검사를 하는 것이 좋다.

안면마비가 왔어요, 중풍은 아니겠죠?

내가 한의대에 들어오고 몇 년 후 TV 드라마로 「허준」이 방영되었다. 당시 엄청난 인기몰이를 했고 한의사 이미지가 더 부상했다. 나는 그 드라마에서 환자를 치료하는 많은 장면이 있었지만, 허준이 선조의 후궁인 공빈의 남동생에게 발병한 구안와사를 치료하는 장면이 가장 인상 깊었다. 갑자기 구안와사가 온 그가 치료를 거부하지만 허준은 "탕약을 드셔야 하옵니다." 하면서 계속해서 탕약을 지어 올린다. 그는 허준의 치료 권고를 마지못해 받아들이지만, 못 미더워하는 선조 앞에서 허준은 정해진 기간 안에 치료를 못 하면 자신의 손목을 자르겠다는 맹세를 하게 된다. 하루하루가 지날 때마다 "빨리 낫지 않으면 어떡하지." 하며 마음을 졸였다. 이제 큰 고초를 겪겠구나 싶을 때 공빈의 남동생 얼굴이 회복되면서 허준의 노고를 치하하고 해피엔딩으로 끝난다.

구안와사, 즉 입과 눈이 틀어지는 이 질환은 요즘에는 안면마비나 벨마비로 주로 불린다. 안면마비와 벨마비는 비슷한 듯하지만 다르다. 안면마비가 좀 더 포괄적인 개념이다.

60대 여성 환자가 진료실에 들어오신다.

"왼쪽 얼굴 감각이 이상하세요?"

"네. 오늘 아침에 일어났는데 갑자기 이상해요."

"'이', '우' 한번 해보세요. (입술이 오른쪽으로 치우친다) 이번에는 이마에 지렁이 기어가듯 이렇게 주름을 잡아보세요. (왼쪽은 주름이 잡히지 않는다) 이제 눈을 꼭 감아보세요. (왼쪽 눈은 끝까지 감기지 않는다) 눈물은 어떠세요? 한쪽으로 많이 나나요? 아니면 건조해졌나요?"

"왼쪽으로 눈물이 자꾸 나요."

"오늘 식사하실 때 입맛은 어땠어요? 맛이 좀 이상하지는 않았어요?"

"네. 아직 먹는 거는 괜찮은데 침이 옆으로 흘러요."

"혹시 귀 쪽으로 수포가 생기거나 아픈 거는 없으신가요?"

"네, 귀는 괜찮아요."

"최근에 스트레스를 많이 받거나 힘든 일이 있으셨어요?"

"집안일이 생겨서 잠도 잘 못 자고 힘들었어요."

"지금 상태를 보니 안면마비가 왔구요. 다행히 뇌의 문제는 아닌 것 같습니다. 몸이 피곤하고 힘들면 감기에 걸리듯이 얼굴을 담당하는 안면신경이 바이러스에 걸린 거예요. 초기에 오셔서 다행입니다. 앞으로 며칠간 증상이 지금보다 더 심해질 거예요. 대략 1주일 정도까지는 악화되다가 이후 나아지는 것을 느끼실 겁니다. 일반적으로 한 달 정도 꾸준히 치료하면 90% 이상 회복이 됩니다. 침 치료 꾸준히 받으시고, 면역력을 올리고 증상을 빨리 완화하는 한약을 같이 처방해 드리겠습니다."

이분은 말초성 안면마비로 흔히 벨마비라고 한다. 예후가 가장 좋다.

안면마비는 크게 중추성, 즉 뇌의 문제와 말초성, 즉 뇌신경의 문제로 나뉜다.

중추성은 흔히 중풍같이 뇌혈관 질환에서 발생하는 것으로 안면마비와 더불어 의식 이상이나 사지 마비 같은 증상을 동반하는 경우가 흔하다. 그리고 임상에서 말초성과 감별할 때 이마에 주름을 잡아보라고 한다. 중추성은 이마에 주름이 양쪽 다 잡히는 데 비해 말초성은 해당 마비 부위의 주름이 잡히지 않는다. 7번 뇌신경인 안면신경은 얼굴 쪽의 근육뿐만 아니라 미각 일부를 담당하기 때문에 환자에 따라 밥맛이 이상해졌다는 경우가 있다.

말초성이라고 모두 예후가 좋고 치료가 잘되는 것은 아니다. 얼마 전 미국의 유명한 가수 저스틴 비버가 예후가 좋지 않은 안면마비에 걸렸다는 기사가 실렸다. 단순 바이러스가 아니라 대상포진바이러스가 뇌신경을 건드려서 유발되는 람세이헌트증후군은 치료가 잘 안되는 경우가 흔하다. 이때는 귀 주변으로 아프거나 수포가 생기는 경우가 많다. 살다가 몸이 피곤하고 힘들면 입술 주위로 수포가 생기는 경우가 있다. 이때는 별다른 치료를 안 하더라도 휴식을 취하면서 쉬면 수포가 터지고 딱지가 생기다가 없어진다. 별다른 후유증도 없다. 하지만 이마나 겨드랑이 또는 등허리 쪽으로 처음엔 따끔거리면서 시간이 지나면 수포가 생기고 화끈거리고 극렬한 통증이 생길 때가 있다. 대상포진 바이러스에 감염된 경우인데 앞의 단순포진 바이러스에 의한 증상보다 훨씬 아프고 후유증도 오래간다. 안면마비도 대상포진 바이러스 때문에 생기면 증상도 훨씬 심하고 후유증이 남을 가능성이 높다. 다행히 대부분의 구안와사는 벨마비이고 람세이헌트증후군은 드물다.

어깨가 아픈데 오십견일까요?

40대 초반의 여성 환자가 내원하였다.

"원장님, 왼쪽 어깨가 아파요."
"네. 팔을 한번 옆으로 들어보세요."
"이 정도만 올려도 아파서 더 올리기 힘들어요."
"뒷짐 지듯이 손바닥을 등으로 올려보세요."
"그 동작이 가장 힘들어요. 처음에 팔 돌리는 것부터 아팠어요."
"밤에 더 힘들어지나요?"
"네. 밤에 아파서 자주 깨요."
"이렇게 아프신 지 6개월 정도 되셨네요. 처음보다 지금이 더 아프시죠?"
"네. 처음에는 팔을 들어 올릴 때만 아팠어요. 그동안 병원에서 주사도 맞고 꾸준히 치료받는데 왜 더 아프고 팔을 올리기도 힘들어지는지 모르겠어요."

"제가 진찰해 보니 오십견 같습니다. 그러면 초기에는 치료를 받아도 나아지는 느낌보다 오히려 심해지는 경향이 있어요."

오십견은 유착성 관절낭염이라고 한다. 관절낭이 유착, 즉 달라붙는다는 것이다. 상완골두와 견갑골이 마치 하나같이 움직이게 되어 팔을 들어 올리기 힘들다. 하지만 하루 만에 유착되는 것이 아니고 대략 6개월 내외 걸리기 때문에 초기에는 다른 어깨 질환과 혼동되기 쉽다. 이 병은 참 환자를 힘들게 한다.

오십견의 전체적인 진행은 다음과 같다.

1단계. 어느 순간부터 팔을 안쪽으로 돌릴 때 통증이 생긴다. 옷을 입고 벗을 때나 화장실에서 볼일 보고 휴지를 사용할 때 아프다. 아직 어깨가 굳어지지 않았기 때문에 회전근개 손상이나 충돌증후군 같은 다른 어깨 질환과 구별이 어려운 경우가 많다.

2단계. 차츰 통증의 강도가 세지면서 팔을 들어 올리는 것이 제한되기 시작한다. 밤에 통증이 더 심해지고 잠자기도 힘들다. 팔을 들어보라고 하면 팔과 어깨가 하나가 되어 몸을 옆으로 기울이면서 힘들게 올린다. 이 단계가 환자에게 가장 힘든 시기이고 6개월에서 길게는 1년까지 걸린다. 병이 계속 진행하는 시기이기 때문에 병원에서 치료를 받아도 나아지는 느낌보다 더 심해진다고 느낄 수 있다.

3단계. 통증과 관절운동 제한이 최고에 달하면 차츰 통증이 덜해지기 시작한다. 치료를 받으면 이제 효과가 있는 것 같다. 통증이 거의 없어지더라도 관절 유착은 아직 풀리지 않았기 때문에 팔을 들어 올릴 때 아프지는 않으나 움직임의 제한은 그대로 남아 있다. 재활에 집중해야 할 시기이다.

4단계. 이제 통증도 없고 치료를 받으면서 어깨가 차츰 풀리는 느낌이 든다. 팔을 들어 올리기도 한결 수월해진다. 관절 가동 범위가 아주 좋아지나 완전히 회복되지 않기도 한다.

1~2단계에 해당하는 환자는 치료를 받고 있는데 생각보다 잘 낫지 않아 당황할 수 있다. 환자는 왜 처음 올 때보다 더 심해지는지 항의할 수 있을 것이다. 그렇게 병원을 바꾸다가 3단계에 진입하면서 어느 병원에서 치료를 받으면 치료 반응이 좋고 잘 낫는다고 생각할 수 있다.

그러면 어깨가 아파서 병원에 가면 흔히 듣는 회전근개 손상과 어떤 차이가 있을까?

회전근개란 어깨를 안정적으로 잡아주는 주위 어깨 근육들을 말한다. 그중에서 팔을 옆으로 들어 올리는 극상근이 주로 손상된다. 극상근은 견봉 아래를 지나 힘줄 형태로 상완골두에 붙는다. 이 극상근 건이 파열되거나 염증이 생기는 것이 대표적인 회전근개 손상이다. 근육과 힘줄의 문제이기 때문에 반복적으로 어깨를 많이 쓰는 사람들에게 잘 발생한다. 그러나 증상이 발생한 지 몇 달이 지났다고 해서 오십견처럼 어깨가 굳는 느낌은 없다. 특징적으로 환자 스스로 팔을 옆으로 들어 올리거나 그 자세로 버티는 것은 통증이 생기고 힘들 수 있으나, 환자는 힘을 빼고 시술자가 팔을 들어 올리면 통증이 없거나 훨씬 덜하다. 근육에 힘이 들어가지 않기 때문이다.

회전근개 손상은 대부분 과사용하거나 다쳐서 발생하기 때문에 초기 재활보다는 휴식하면서 봉침을 비롯한 치료를 받는 것이 우선이다. 그러나 오십견으로 진단되면 달라붙은 관절과 주변 근육을 풀어주기 위해 추나요법과 재활치료를 빨리 병행하는 것이 낫다.

발바닥이 아파요, 족저근막염? 신경종?

발은 제2의 심장이라 불릴 정도로 생활에 중요한 부위이다. 많은 매체에서 발의 중요성을 말하고 걷기를 권유한다. 그런데 이 좋은 운동인 걷기를 하고 나서 오히려 발이 아프다고 많은 환자가 한의원에 내원한다.

"원장님 저는 발바닥이 많이 아파요."
"발뒤꿈치 쪽이 더 아프세요? 아니면 발 앞쪽으로 더 아프세요? 그리고 하루 중에 더 심할 때가 있으세요?"
"저는 뒤꿈치부터 발가락 앞쪽까지 아파요. 아침에 일어날 때가 가장 심하고 좀 걷다 보면 괜찮아요."
"네. 오래 앉아 있거나 눕고 나서 다시 걸을 때도 아프시고요?"
"맞아요. 벌써 몇 년 됐어요. 평소 직장에서 서 있는 시간이 많고, 걷는 게 좋다고 해서 자주 걷는데, 잘 안 낫네요."

아침에 첫발을 디딜 때 발바닥으로 찢어지는 듯한 통증, 걷다 보면 덜해지는 통증이 족저근막염의 전형적인 증상이다. 발뒤꿈치에서 중족관절 쪽까지 달라붙는 족저근막에 문제가 생긴 것이다. 족저근막은 걸을 때 늘어나고 잠을 자듯이 발이 발바닥 쪽으로 꺾이는 상태가 되면 짧아진다. 그래서 아침이면 짧아진 족저근막이 첫발을 내디딜 때 순간적으로 늘어나야 하므로 통증이 심하고, 이후 자극이 반복되면 덜해지는 것이다. 이를 치료하기 위해 침을 발바닥에 직접 놓기보다는 발 양옆에서 깊숙이 넣는다. 집에서는 엄지발가락과 발목 위를 밴드나 얇은 수건으로 묶어 발바닥이 펴진 상태로 하고 나서 자는 것이 좋다. 자는 동안에도 족저근막이 늘어난 상태이기 때문에, 아침에 발을 디딜 때도 통증이 덜하다. 1주일 정도 이렇게 해보기를 권한다. 그리고 중요한 예방법은 평소 양 종아리 스트레칭을 하는 것이다. 종아리 근육은 아킬레스건을 거쳐 발뒤꿈치에 붙는다. 그래서 이 근육이 긴장되어 있으면 걸을 때 발목을 들어 올릴 동작에 제한이 있어 발바닥을 더 많이 자극하게 된다. 마치 벽을 미는 자세에서 양발은 11자 모양으로 30초 정도씩 스트레칭을 해도 좋다. 만일 많이 긴장되어 있다면 이 자세를 할 때 종아리로 통증이 느껴질 것이다. 매일 반복하면 뻐근함도 없이 편한 느낌이 든다.

"원장님 저는 요즘에 발가락 쪽이 걸을 때마다 저릿저릿해요."
"네. 혹시 서너 번째 발가락 쪽이 그런가요?"
"맞아요. 거기가 제일 저릿하면서 아프고 엄지발가락 바닥 쪽도 불편해요."

"최근에 많이 걷고 있으세요?"

"걷는 게 좋은 거 아니에요? 매일 만 보씩 걸어요."

"아프고 나서도 계속 걷고 계세요?"

"아뇨. 아프면서 좀 줄였어요."

걷기는 참 좋은 운동이다. 올바르게 걷는다면. 운동은 본인 몸 상태에 맞는 강도와 횟수 그리고 시간이 중요하다. 얼마나 빨리 걸을 것인가? 숨이 찰 정도? 아니면 천천히 산책하듯이? 1주일에 몇 번이나 걸을 것인가? 매일? 아니면 주 3회 정도? 마지막으로 한 번 걷는 시간은 어느 정도로 할 것인가? 30분? 1시간? 그냥 만 보 채울 때까지? 또한 운동량은 점진적으로 늘려가야 하는데 갑자기 하루에 2시간씩 매일 걷기도 한다. 이렇게 운동을 하면 오히려 내 몸에 적신호가 켜진다. 평소 안 아프던 곳이 아프다고 아우성친다. 대표적으로 발바닥 앞쪽으로 저릿함이 생길 수 있다. 동시에 걸을 때마다 발가락 쪽으로 통증이 생기기도 한다. 저릿하고 찌릿찌릿한 느낌은 신경의 문제가 가장 크다. 특히 서너 번째 발가락에서 모톤신경종이 잘 발생한다. 또한 파워워킹을 하면서 힘차게 발가락으로 밀고 나가는 동작이 과해지면 발바닥 위쪽으로 무리가 간다. 오래 반복되면 발가락 관절염이 올 수 있으니 주의해야 한다.

갑자기 운동을 시작하면 며칠간 뻐근하면서 아플 수 있다. 운동을 반복하면 통증이 안 생긴다. 그러나 1주일이 지났는데도 운동할 때는 괜찮은데 하고 나면 아프다면 과사용에 의한 미세손상이 오고 있다는 신호이다. 즉 쉬라고 몸에서 신호를 보내고 있다. 그런데도 계속해서 같은 강도로 운동을 반복하면 운동 중에도 통증이 발생하며 손상은 더 심해지고 있다. 내 몸이 주는 신호를 무시하지 말자.

턱에서 소리가 나요,
음식 씹을 때 아파요

　인체 관절 중 가장 쉬지 않고 움직이는 관절이 턱관절이다. 먹을 때나 입을 크게 벌릴 때나 쓰는 거 아니냐고 생각할 수 있지만, 턱관절은 여러분이 가만히 앉아서 책을 보거나 모니터를 볼 때도 움직인다. 무의식적으로 침을 삼키고 있으니 말이다. 또 무언가에 집중하거나 순간적으로 힘을 써야 할 때 턱을 순간적으로 다문다. 여러분들이 무거운 중량을 들어 올릴 때 입을 벌리는 것이 아니라 꽉 다물고 있을 것이다. 투수들 역시 힘차게 공을 뿌릴 때 턱을 꽉 다물기 때문에 어금니가 많이 상한다고 한다. 이렇듯 턱관절은 대부분 무의식적으로 무리하게 사용되는 경우가 많아 관련된 증상들도 다양하다.

　"원장님, 오른쪽 턱이 입을 벌릴 때마다 딱딱 소리가 나요."
　"네, 소리만 나나요? 아니면 아프기도 하신가요?"
　"벌릴 때는 뻐근할 정도이고, 입을 꽉 다물면 아파요."

턱관절은 고정돼 있는 위턱과 앞뒤로 움직이는 아래턱, 그리고 그 사이에 위치한 디스크와 근육으로 크게 구성된다. 디스크는 아래턱 위에 위치하는데, 입을 벌릴 때 아래턱이 디스크와 같이 앞으로 나갔다가 다물 때 다시 뒤로 움직이며 제자리로 간다. 그런데 어떤 문제로 인해 디스크가 아래턱보다 앞에 밀려나 위치하게 되면 입을 벌릴 때 비로소 아래턱과 디스크가 만나면서 '딱' 소리가 나고 다물 때 다시 어긋나면서 소리가 나는 것이다. 턱에서 소리가 난다면 이미 디스크는 닳아져서 제 위치에 있지 않은 것이다.

만일 계속해서 악화가 된다면 디스크는 더 얇아지면서 앞으로 더욱 밀려나게 되고 위턱과 아래턱의 간격은 좁아져서 입을 끝까지 못 벌리고 걸린다거나 입을 다물 때 통증이 생길 수 있다. 일반적으로 관절 잡음만 나고 통증이 없으면 적극적인 치료의 대상은 되지 않는다. 평소 턱에 무리가 가는 습관이 있는지 찾아서 주의하면 일상생활에 별 무리가 없다. 반면 관절 잡음도 있는데 통증까지 있다면 추나요법으로 관절의 위치를 조정하고 침이나 약침으로 통증을 완화하고 필요하다면 턱관절의 간격 유지를 위해 보조기를 착용하기도 한다.

관절 잡음은 없지만 입을 꽉 다물 때 턱이 아픈 분도 있다. 이때는 치아 쪽의 문제인지 턱 근육의 문제인지 확인해야 하는데 일차적으로 차가운 물을 마실 때 아픈지 확인해 본다. 어금니 쪽으로 문제가 있으면 턱관절에 문제가 있다고 착각할 수 있다. 이때는 치과 치료를 받아야 한다. 치과 검사상 별문제가 없다면 근육의 문제가 가장 흔한데 간단한 테스트로 설압자 같은 얇은 막대가 있으면 된다. 그냥 입을 꽉 다물 때 통증이 있었는데 설압자를 아픈 턱 쪽에 물고 다물었을 때 통증이 많이 줄어들거나 사라진다면 이는 익돌근 같은 근육의 긴장 때문이다. 주로 자고 일어나면 턱이 더 아플 때는 이갈이가 있는지 확인해 봐야 한다. 평소 잘못된 습관이나 최근 어금니 발치 같은 치과 치료를 받고 난 이후 양 턱관절의 균형이 달라지면서 근육의 긴장이 발생할 수 있다. 이때는 해당 근육에 봉침과 전침 치료를 하고 마사지를 병행하면 많이 호전된다.

또한 턱관절은 의식적으로 움직일 수 있는 관절 중 최상단에 위치하며 상부 경추와 더불어 뇌에서 내려오는 신경에 영향을 많이 주는 것으로 알려져 있다. 그래서 단순한 턱관절 주변 문제뿐만 아니라 두통이나 내 의지와 상관없이 움직이는 틱, 무도병을 비롯해 원인불명으로 알려진 질환의 원인이 되기도 한다. FCST학회에서 이에 대한 연구를 많이 하고 있고, 이를 창시한 이영준 한의원에는 난치병 치료를 위해 외국인 환자들도 많이 내원하고 있다.

| **턱관절 건강을 위해 알아두면 좋은 생활 습관** |

- 딱딱한 음식은 피하고, 한쪽으로 음식을 씹지 않는다.
- 엎드려 자는 자세는 절대 금물이다. 옆으로 누워 잘 때는 목이 아래로 꺾이지 않도록 베개를 높인다.
- 평소 양 입술 끝만 닿는 느낌으로 입을 다문다. 그래야 치아는 가볍게 닿거나 전혀 닿지 않는다. 당신이 긴장하거나 집중할 때 이를 꽉 악물게 될 것이다.
- 입술, 손톱을 씹듯이 턱 근육에 불필요한 긴장을 주는 습관이 있는지 확인한다.
- 턱관절은 목의 위치에 영향을 받는다. 거북목처럼 머리가 앞으로 나가면 턱관절의 교합도 좋아지지 않는다.
- 카페인은 근육을 수축시키고 긴장을 유발하기 때문에 하루에 한두 잔 이상은 피하도록 한다.

원장님, 옆구리가 아파요

'똑똑'
"○○ 님 들어가십니다."

한 여자분이 몸을 약간 구부리고 손을 옆구리에 가져다 대면서 들어오신다. 예진 기록을 보니 우측 옆구리 통증이 있다고 적혀 있다.

"안녕하세요. 오른쪽 옆구리가 아프시네요? 어떻게 불편하세요?"
"며칠 전부터 옆구리 갈비뼈 쪽으로 통증이 있어요."
"헛기침 한번 해보시겠어요?"
"(흠흠) 여기가 아파요."
"숨을 크게 들이쉬어 보세요. 아프신가요?"
"네, 숨만 크게 쉬어도 아파요."
"아프신 지 3일이 됐는데 처음 아플 때 특별히 기억나는 계기가 있으세요?"

"제가 1주일 전에 감기 때문에 기침을 많이 했어요. 지금은 감기는 거의 다 나았는데 옆구리가 아파서 왔어요."

"네. 잠시만 제가 만져보겠습니다. 제가 이렇게 만지고 눌렀을 때 통증은 없나요?"

"네. 괜찮아요."

"○○ 님이 아프신 것은 갈비뼈에 달라붙는 근육이 긴장되면서 아픈 것 같습니다. 이 근육은 숨을 들이쉬고 내쉴 때 흉곽을 넓히거나 좁히는 역할을 하는데, 반복적인 기침 때문에 이 근육이 긴장하게 되면 지금 같은 증상이 생길 수 있어요. 다행히 골절은 아닌 것으로 보입니다. 침 치료와 물리치료를 받으시고 통증이 심한 부위에는 약침을 병행하도록 하겠습니다."

우측이든 좌측이든 옆구리 즉 갈비뼈가 아파서 내원하시는 분들이 종종 계신다. 급성으로 타박상이나 과한 골프스윙같이 비틀림으로 인해 늑골 골절이 올 수 있다. 이때는 대부분 국소 통증이 심하다. 근육 손상과 비교한다면 촉진 시 통증이 상당히 더 심하다. 그런 특별한 계기가 없이 아프다면 감기에 걸려 기침을 반복적으로 많이 했거나 골프스윙 연습을 하다가 근육의 긴장으로 오는 경우가 대부분이다. 아직 기침하고 있다면 지속적인 원인이 될 수 있어서 꼭 치료를 병행해야 한다. 근육의 긴장으로 인한 증상은 침 치료와 물리치료만으로도 상당히 효과적이다.

이 외에 의심되는 질환은 신경통이다. 늑간신경통은 갈비뼈 쪽으로 가는 신경 가지가 포착되거나 염증이 생기는 것으로 신경이 지나가는 부위에 통증이 나타나며 주로 갈비뼈 위쪽이나 중간 부위에 발생한다. 근육통같이 기침하거나 숨 쉴 때, 몸을 돌릴 때 아플 수 있으며 통증 있는 부위의 감각이 과민해지는 경향이 있다. 이 역시 봉침으로 치료하면 효과가 좋다.

한편, 바이러스에 의한 대상포진 역시 초기에는 늑간신경통과 증상이 유사하다. 그러나 며칠의 시간이 지날수록 통증의 강도가 훨씬 강해지고, 통증 부위 주위로 발적되면서 수포가 나타난다. 이는 대부분 면역기능이 떨어질 때 잘 발생하며 한번 치유가 됐더라도 컨디션이 떨어지면 다시 재발하는 경우가 많다. 초기에는 열독을 잡는 한약으로 치료하고, 증상이 완화되면 떨어진 면역을 올리는 치료를 병행해야 한다.

팔꿈치가 아파요
- 골프엘보, 테니스엘보

 최근 골프 인구가 늘어나면서 테니스엘보로 한의원에 내원하는 환자가 더 늘어나는 추세다. 골퍼에게 테니스엘보라니 뭔가 어색하지 않은가?

 엘보는 주관절, 즉 팔꿈치를 말하는 해부학적 용어이다. 하지만 테니스엘보, 골프엘보는 공식적인 진단명이다. 팔꿈치에서 바깥쪽이 문제면 테니스엘보, 안쪽이 문제면 골프엘보라 칭한다. 임상적으로 보면 테니스를 치는 사람이나 골프를 치는 사람이나 모두 골프엘보보다는 테니스엘보가 더 흔하다. 테니스를 칠 때는 백핸드 동작에서, 골프를 칠 때는 임팩트 때 뒤땅을 치면서 충격이 가는 경우가 많기 때문이다.

 테니스엘보나 골프엘보는 실제로 손상된 부위가 힘줄이다. 손목을 뒤로 젖힐 때 쓰이는 근육이 힘줄로 모여 팔꿈치 바깥쪽으로 달라붙고 손목을 안으로 꺾을 때 쓰이는 근육이 힘줄로 모여 팔꿈치 안쪽으로 달라붙는다. 그래서 이 근육들을 무리하게 사용하면 그 피로가 힘줄에 쌓이게 되고 결과적으로 건염이나 건병증이 발생한다. 그 외에 위팔이나 어깨 주변의 근육 문제가 연관통으로 팔꿈치에 나타나는 경우도 있으니 꼭 고려해야 한다. 특히 팔꿈치 주변으로 치료를 꾸준히 받았는데 별다른 호전이 없다면 더욱 그렇다.

팔꿈치가 아프면 쉽게 호전되리라 생각하지만 그렇지 않다.

"오른쪽 팔꿈치 바깥쪽이 아프시네요?"
"네, 한 달 전부터 안 좋더니 2주일 전에 골프 치면서 심해졌어요."
"물건 들어 올릴 때 아프시고요?"
"네, 조리 기구를 들기도 힘들어요."
"주먹 한번 쥐어보세요. 어떠신가요?"
"주먹만 쥐어도 아파요."
"네, 그 정도면 테니스엘보가 좀 심한 편입니다. 초기에 팔뚝으로 근육통이 있었을 텐데요. 계속 무리하거나 갑자기 큰 충격이 가해지면 팔꿈치에 달라붙는 힘줄에 염증이 생겨요. 여기는 쉽게 나을 것 같지만 그렇지가 않아요. 보통 염증이 생기면 쉬면서 치료를 받아야 좋은데 지금 주먹만 쥐어도 아픈 것처럼 일상생활 중에 사용을 안 할 수가 없기 때문이에요. 치료 기간도 1~2개월 정도 되고, 재발도 잘되니 꾸준히 치료받고 제가 알려드리는 재활운동도 병행해 보세요."
"그런 거 같아요. 병원에서 주사치료랑 체외충격 치료도 받았는데 오래가는 것 같더라고요."

"네, 시간이 걸릴지라도 나아질 테니 치료 잘 받으셔요."

혼자 할 수 있는 간단한 운동법은 다음과 같다. 아픈 쪽 팔뚝을 의자 팔걸이에 올려놓는다. 손등을 위로 오게 하며 손목은 구부리거나 펴지 않은 중립 자세를 유지한다.

1단계는 그 자세에서 힘을 빼고 손목이 처지듯이 아래로 구부리는 것이다.

2단계는 손에 500g이나 1kg 정도 되는 가벼운 생수병이나 아령을 잡고 중립 자세에서 1단계처럼 아래로 구부렸다가 제자리로 돌아오는 것이다. 손목을 위로 꺾지 않도록 한다.

3단계는 중립 자세에서 아령을 잡고 손목을 위로 꺾은 후 제자리로 돌아온다.

본인의 증상 정도에 따라 단계적으로 시행한다. 1단계는 아무 통증이 없고 2단계에서 통증이 있다면 아직은 1단계 위주로만, 2단계에서 통증이 없고 3단계는 통증이 있다면 2단계 위주로 실시하면 된다. 다시 한번 말하지만 운동은 통증을 느끼지 않는 범위에서 해야 한다.

손목을 뒤로 젖힐 때나 안으로 구부려서 힘을 줄 때만 팔꿈치로 아프다면 그나마 괜찮다. 앞선 대화처럼 주먹만 쥐어도 아플 정도면 일상생활에서 불편함을 많이 느끼고 증상도 심한 단계다. 몸 어딘가가 아프다는 것은 더 이상 무리해서 손상을 주지 말거나 치료를 받으라는 신호를 주는 것이다. 1주일 이상 지속되는 통증은 자연 회복이 안

되는 경우가 많으니 한의원에 내원하여 치료를 받아보는 것이 좋다. 주된 치료는 봉침이다. 봉침의 항염증효과와 진통효과가 큰 효과가 있다. 환자에 따라 용량을 늘려가면서 조절하고, 피내주사 방식을 사용한다. 생각보다 엘보 질환은 빨리 호전이 안 된다. 병원에서 몇 달 치료받고 호전이 더뎌서 한의원에 오는 경우가 많다. 다른 부위는 안 쓰면서 조심할 수 있으나, 엘보는 손가락만 움직여도 자극이 가기 때문에 치료받으면 좀 덜하다가 재발되는 경우도 흔하다. 그래도 봉침을 비롯한 한방 치료를 주 2~3회 꾸준히 받으면 만족할 만한 효과가 있다.

손이 저린데 목디스크인가요?

일반인들도 이제는 몸의 어딘가 저리면 신경에 문제가 있다고 생각한다. 더 나아가 팔이 저리면 목에, 다리가 저리면 허리가 문제가 있을 수 있다고 생각한다. 그래서 상지로 저려서 한의원에 오면 환자는 목디스크는 아닌지 걱정한다. 여러분들이 느끼는 이상 감각, 즉 저리거나 찌르는 느낌, 마치 남의 살처럼 둔한 느낌은 흔히 신경의 문제가 있을 때 나타난다. 중추신경은 가장 중추인 뇌에서부터 시작해 척수를 따라 허리까지 내려간다. 그리고 내려가는 동안 각각 신경 가지가 척추뼈 사이로 나온다. 이 신경은 상지나 하지로 내려가면서 모였다가 다시 나뉘면서 결국엔 우리 몸의 팔다리 끝까지 연결이 된다. 손끝으로 가는 신경 역시 목부터 시작해서 겨드랑이, 팔꿈치, 손목을 거친다. 손가락이 저리더라도 어느 부위에서 신경이 압박받는지에 따라 진단명이 달라진다. 목뼈에서 신경이 눌린 것이 원인이라면 목디스크이고 어깨 앞쪽에서는 흉곽출구증후군, 팔꿈치에서는 척골신경 포착 증후군이나 요골신경 포착 증후군, 손목에서는 손목터널증후군 등이 대표적이다.

그렇다면 어디서 신경이 눌리는지 알 방법은 무엇일까?
MRI 같은 영상 검사로 확인할 수도 있지만 간단한 검사법만으로도 많이 스크리닝할 수 있다. 일반적으로 신경은 압박받거나 염증이 생긴 부위에서 상위 부위로 전달되지 않는다. 팔꿈치에서 압박받으면 팔뚝 아래로 내려가지 목으로 저릿하지 않고, 손목에서 압박받으면 손바닥이나 손가락이 저릿하지 팔이나 목이 저릿하지 않은 것이다.

다음 각 상황을 보자.

"원장님, 보름 전부터 왼쪽 엄지와 검지가 저려요."
"위쪽은 어떠세요? 팔이나 목 쪽은 괜찮으세요?"

| A |

"약간씩 불편하긴 해요."
"목을 뒤로 젖혀보세요. 왼쪽 오른쪽으로 꺾어보시고요. 어떠신가요? 더 저린감이 있나요?"
"네. 좀 더 저려요."
"(목디스크를 확인하는 압박검사를 시행하니 증상이 더 심해진다) 환자분은 손가락 저린 게 목디스크 때문일 가능성이 큽니다. 목에서 신경이 나오는 부위가 압박받는 것 같아요. 이에 대한 치료를 받아보시고 추후 정밀 검사로 확인해 보셔도 좋습니다."

이 환자는 목에서 디스크가 신경을 압박해서 증상이 나타나기 때문에, 떨어진 관절 가동성을 높이고, 디스크가 덜 눌리도록 하는 추나 기법을 사용한다. 신경 압박에 의한 염증이 있는 부위에 봉약침과 침 치료를 병행한다. 만일 증상이 심하다면 몸의 치유력을 높이고 통증을 줄이는 한약 치료를 하는데, 대략 2~3개월 치료면 큰 호전을 기대할 수 있다.

| B |

"목이나 팔 쪽도 불편해요."
"목을 뒤로 젖혀보세요. 왼쪽 오른쪽으로 꺾어보시고요. 어떠신가요? 더 저린감이 있나요?"
"아뇨, 더 불편하지는 않아요."
"(목디스크를 확인하는 압박검사를 시행해 보지만 별다른 증상변화가 없다) 왼손을 이마에 올려보세요. 좀 더 편해지나요?"
"네."
"혹시 손으로 붓는 느낌도 있으세요?"
"붓지는 않아요."
"환자분은 목 앞쪽에 사각근이라는 근육의 긴장 때문인 것 같습니다. 제 진단이 맞는다면 목디스크보다 가벼운 질환이기 때문에 약 2주 정도 치료만 받아도 많이 덜해지실 거예요."

사각근은 목의 앞과 옆 사이에 있는 작은 근육이다. 고개를 살짝 옆으로 돌리면 귀부터 흉골쪽으로 비스듬하게 내려오는 흉쇄유돌근이 보인다. 이 근육 뒤에 사각근이 숨어 있는데, 짧게 숨을 들이쉬는 동작을 하면 이 근육이 불룩 튀어나온다. 누르거나 만져보면 예리하면서 기분 나쁜 통증이 있다. 이 근육은 호흡을 보조하기 때문에 흉식호흡을 하거나 과격한 운동을 해서 숨이 차면 활성화되기 쉽다. 사각근의 긴장만으로 엄지와 검지 쪽까지 퍼지는 통증이 발생할 수 있고 만일 이 근육 사이로 지나가는 상완신경총이라는 신경을 압박하면 목디스크처럼 팔에서 약지와 소지 끝까지 저릴 수 있다. 치료는 사각근의 압통점에 침을 놔야 하는데 경동맥과 경추에 가까운 위험한 부위이기 때문에 숙련된 기술이 필요하다. 이 부위는 계속 침을 꽂고 있는 것이 아니라 압통점을 침으로 자극하고 바로 뺀다. 그리고 근육을 스트레칭시키면 효과적이다.

| C |

"네. 팔이나 목은 불편하지 않아요."
"(목디스크를 확인하는 압박검사를 시행해 보지만 별다른 증상변화가 없다) 왼손을 이마에 올려보세요. 좀 더 편해지나요?"

"아뇨, 차이 없어요."

"손가락 저린 부위가 엄지와 검지가 심하고 중지와 약지도 저린감이 있으신가요?"

"네, 손바닥부터 약간씩 저려요."

"(양 손목을 꺾어 손등이 닿는 기도하는 반대 자세를 취하게 한다) 이 자세를 잠시 유지하고 계세요. (30초 후에) 어떠세요? 더 저린감이 있으세요?"

"네. 손가락 끝까지 더 저려요."

"환자분은 수근관증후군입니다. 손목터널증후군이라고 하는데요. 혹시 「낭만닥터 김사부」 보셨어요? 드라마에서 김사부가 CTS(Carpal Tunel Syndrome) 때문에 수술하기 힘들다고 하는데요. CTS가 이겁니다. 손목 가운데에서 손가락으로 가는 정중신경이 눌려서 생긴 겁니다. 봉침과 침 치료를 받으면 좋아질 거예요."

손을 많이 쓰는 작업을 하면 손목 안쪽에서 손가락까지 가는 정중신경이 눌릴 수 있다. 이 신경이 눌리면 손바닥을 비롯해 손가락까지 저린다. 하지만 새끼손가락은 이 신경의 영역이 아니기 때문에 증상이 없다. 양방에서는 스테로이드 주사를 놓거나 신경이 눌리지 않도록 이 신경을 감싸는 막을 제거하는 수술을 하는데, 경험상 봉침 시술만으로도 완치가 잘된다.

한편 손가락 약지와 소지만 저릴 때가 있다.

평소 허리통증으로 치료받는 환자가 하루는 이렇게 질문을 한다.

"원장님, 오늘 자는 동안 손가락이 저렸어요."

"지금은 괜찮으시고요?"

"네."

"어느 손가락이 저렸어요? 약지와 소지가 그랬나요?"

"네. 이 두 손가락만 저리다가 팔을 털었더니 괜찮아졌어요. 저 목 디스크인가요?"

"아뇨. 환자분은 팔꿈치에서 일시적으로 신경이 눌렸을 가능성이 큽니다. 팔꿈치 안쪽을 손가락으로 톡톡 치면 손가락까지 저릿하잖아요. 그 부위가 자면서 눌리면 팔 안쪽을 따라 손가락 약지와 소지로 저릿합니다. 이쪽 신경이 바깥쪽에 위치해서 눌리기가 쉬워요. 잘 때 눌리지 않도록 해보세요."

위에 언급한 증상은 척골신경이 일시적으로 압박을 받았을 때의 증상이다. 만일 오래전 팔꿈치 탈구가 있었는데 제대로 치료를 안 했다든지, 일을 무리해서 골극이 자라나 척골신경을 지속해 압박하면 손가락 약지와 소지가 저리고, 손가락을 쫙 펴고 오므리는 힘이 떨어진다. 더 진행되면 엄지와 검지 사이에 위치한 합곡혈에 살이 빠지는 근육의 위축이 온다. 잠깐이 아니라 지속해 저린감이 나타난다면 꼭 진료를 받아봐야 한다.

허벅지가 저리면
허리디스크일까요?

　평소 허리가 안 좋거나 무리하게 걷기 운동을 한 후 허벅지가 저려서 내원하는 경우가 있다.

　가장 흔한 경우가 허리디스크로 인한 것인데, 대부분 좌측이나 우측으로 어느 한쪽만 저리는 경우가 많다. 허리통증을 동반하는 경우가 많고, 허리디스크 어느 부위가 눌렸느냐에 따라 저린 허벅지 부위가 앞쪽, 옆쪽, 뒤쪽으로 나뉜다. L2/3 디스크가 눌리면 주로 허벅지 앞쪽으로, L3/4번 디스크는 주로 옆쪽으로, L4/5번 디스크는 주로 허벅지 뒤쪽으로 저린감이 내려간다. 또한 신경을 따라 정강이나 종아리 및 발목 아래까지 저릴 수 있다. 대부분 허리디스크가 L4/5나 L5/S1 쪽이기 때문에 허벅지 뒤쪽으로 저리는 경우가 가장 많다. 흔히 누워서 무릎을 펴고 다리를 들어 올리면 디스크가 돌출된 쪽 허벅지가 저리다.

반면 척추관협착증 때문에 허벅지가 저릴 수 있다. 척추관협착증은 허리디스크와는 다르게 부은 디스크나 척추 후관절의 퇴행성 변화, 척추를 잡아주는 인대의 비대 때문에 척주관이 협착되면, 그 안을 지나가는 척추신경이 압박받으면서 증상이 발생한다. 그래서 주로 좌, 우 양측으로 동시에 증상이 발생하며 허리보다는 엉덩이부터 시작해서 허벅지와 종아리까지 저린 경우가 많다. 심해지면 조금만 걸어도 허벅지를 비롯한 다리 저림이 심해서 앉아서 쉬어야 한다. 심하신 분은 엘리베이터를 내려서 한의원 입구까지도 힘들어서 쉬고 오셨다. 임상적으로 나이가 있으신 분은 허리디스크와 척추관협착증이 같이 있는 경우가 흔하다.

또한 통증과 저린감을 잘 구분하지 못하는 경우가 있다. 통증이 마치 허리디스크처럼 넓은 부위로 퍼지는 경우가 있는데 이는 주로 근육의 문제로 인한 연관통이다. 이 경우 허리디스크로 오진하여 치료해도 호전되지 않는 경우가 많다. 통증과 저린감이 모두 환자의 주관적인 증상이기 때문에 혼동하기 쉽다. 이런 경우에는 디스크의 문제가 아니므로 침 치료로 문제가 있는 해당 근육을 풀어주기만 해도 드라마틱하게 빨리 호전되기도 한다.

허리디스크나 척추관협착증은 단기간의 치료로 호전되기 어렵다. 허리디스크는 그나마 예상 치료 기간이 짧다. 추나치료를 비롯해 염증과 조직 회복을 돕는 한약과 봉약침, 침 치료를 시행하여 약 1~3개월 정도 치료하지만 척추관협착증은 허리디스크보다 치료의 반응속도도 늦고 기간도 한두 달 더 걸리는 경우가 많다.

그 외에 외측 대퇴표피신경 포착 증후군이 있다. 반복적인 고관절 신전운동이나 꽉 죄이는 옷, 장비를 많이 단 허리띠 등등 때문에 골반 측면부에 위치한 신경이 자극을 받는다. 그래서 허벅지 외측 주위로 통증이나 화끈거리고 타는 듯한 느낌(작열감), 또는 감각저하가 나타난다. 남성보다는 젊고 운동을 좋아하는 여성에게 흔하고, 조깅을 즐기는 사람이 단거리를 달리고 나서 증상을 호소하기도 한다. 주로 포착된 신경에 봉약침 치료를 우선으로 하고 침 치료와 물리치료를 병행한다.

또한 평소 앉아 있는 시간이 많거나 운전을 많이 하거나 무릎을 구부리고 있는 시간이 많은 사람은 허벅지 뒤 근육이 짧아지기 쉬워 무릎을 펴거나 걸을 때 허벅지 뒤쪽으로 당기거나 저릿함을 호소할 수 있다. 이럴 때는 허벅지 뒤 근육 스트레칭이 필요하다. 앉아 있을 때 의자 앞에 스툴을 두고 그 위에 다리를 펴고 올려서 스트레칭하는 것이 도움이 된다. 이와 함께 추나 기법 중 근육을 이완시키는 치료를 병행하면 빠른 호전을 기대할 수 있다.

앉는 의자 끝이 딱딱하면 허벅지 뒤쪽의 신경과 혈관이 압박을 받아 일시적으로 허벅지 뒤부터 종아리까지 저리고 붓는 느낌이 생길 수 있다. 자주 반복되면 혈관의 압박으로 혈액순환에 장애가 발생하여 오금과 종아리로 하지정맥류까지 발생할 수 있으며, 종아리에 푸른 정맥류가 보이고 통증까지 유발한다.

　허벅지 안쪽으로 저린감은 흔하지 않다. 서혜부에 가까운 쪽으로 저리고 아프다면 고관절의 문제일 가능성이 가장 크다. 고관절 안에서 대퇴골두와 비구가 충돌을 일으키는 경우가 흔하다. 그보다 좀 더 아래쪽은 허벅지를 안쪽으로 모아주는 대퇴내전근의 손상일 가능성이 크며 주로 부적절한 근력운동 때문에 발생한다.

허리디스크에 대하여

허리가 아프고 다리가 저리면 나도 허리디스크인가? 하고 생각하는 사람들이 많다. 병원에서 X-ray를 찍은 후 허리디스크나 협착증을 진단받고 한의원에 오시는 환자분도 많다. 정말 진단이 맞을까?

디스크란 뼈와 뼈 사이에 충격을 덜어주는 탄력성 있는 물질이다. 그래서 목, 허리 같은 척추뿐만 아니라 턱관절에도 위턱과 아래턱 사이에도 디스크가 존재한다. 허리뼈 사이에 존재하는 디스크는 수핵이라는 가운데 말랑한 조직과 그것을 감싸고 있는 섬유륜이 있다. 수핵이 섬유륜 안에서 어느 한쪽으로 밀려 나오면 디스크 돌출이라 하고, 섬유륜이 찢어지면서 안에 있던 수핵이 흘러나오면 디스크가 파열됐다고 한다. 이런 상황이 바로 허리디스크가 발생한 것이다. 디스크가 척수 안에서 지나는 신경을 압박하면서 통증, 저린 감, 근력 저하 등이 나타난다. 비록 수핵이 밖으로 밀려 나오지는 않았으나 수핵의 양이 줄어들어 탄력이 떨어지면 흔히 퇴행성 디스크라고 하는데 X-ray

상 디스크 간격이 좁아져 보인다.

| 본인이 허리디스크가 있는지 확인하는 자가검사법은 어떤 것이 있을까? |

  1. 허리통증이 숙일 때 더 심해지면서 어느 한쪽 다리까지 저리다. 하지로 저린 감은 사람에 따라 허벅지 앞, 옆, 뒤쪽으로 나타날 수 있고 종아리나 발가락까지 저릴 수 있다.
  2. 앉아서 구부린 무릎을 쭉 펴거나 누워서 다리를 한쪽씩 들어 올리면 허리통증이나 다리 저린 감이 생긴다.
  3. 대변을 보거나 재채기하듯 배에 힘을 주는 상황에서 허리통증이나 저린 감이 심해진다.
  4. 갑자기 발목을 꺾는 동작을 할 때 힘이 안 들어간다. 즉 까치발로 걷기 힘들거나 발뒤꿈치로 걸을 때 힘이 안 들어가서 터벅터벅 걷거나 발을 끌게 된다.
  5. 항문 주위로 감각이 떨어져 마치 남의 살을 만지는 것 같다. 심하면 대소변 조절을 못 해서 실금할 수 있다.

  위 4, 5번의 증상이 있다면 응급상황으로 곧바로 병원에서 처치를 받아야 한다.

| 허리디스크를 예방하기 위해 평소 어떤 습관이 필요할까? |

첫 번째, 한 자세를 오랫동안 하지 않는 것이다. 디스크의 수핵은 확산 원리로 압박에 의해 밖으로 빠져나갔다가 다시 흡수된다. 만일 오래 앉아 있기만 하고 자세 변경을 하지 않으면 빠져나간 수핵보다 들어오는 수핵이 적어지기 때문에 퇴행성 디스크가 생기기 쉽고 허리디스크나 협착증까지 발생할 수 있다. 그래서 1시간에 한 번은 자세를 변경해 주는 것이 좋은데, 1시간 앉아 있다면 5분 정도, 아니 1분이라도 일어나서 제자리걸음이라도 해주면 좋다.

두 번째, 허리를 숙일 때 항상 주의해야 한다. 허리가 약한 사람은 작은 화분을 옮기거나 돌 지난 아이를 안다가 디스크가 파열되는 경우가 있다. 디스크는 허리를 구부릴 때 등 쪽으로 압박을 받기 때문에 반복적으로 자주 허리를 숙이면 허리디스크에 취약해진다. 그러므로 허리를 숙여야 할 때 허리보다 무릎을 구부려 몸을 낮추는 습관이 중요하다. 그리고 아이를 안거나 물건을 들 때 팔을 뻗지 말고 최대한 내 몸 가까이 붙여서 안는 것이 좋다.

세 번째, 비록 앉아 있는 자세가 서 있거나 누워 있는 자세보다 디스크에 부담이 크지만 대부분 어쩔 수 없이 앉는 시간이 가장 많다. 앉아 있을 때는 가능한 의자에 허리와 등이 모두 닿도록 한다. 모니터에 가까워지게 상체를 앞으로 숙이거나 엉덩이만 앞으로 쭉 빼고 앉는 자세는 디스크에 큰 압박을 가한다. 의자에 90도로 꼿꼿이 앉는 것이 아니라 100~110도 정도로 의자에 내 몸을 기대고 의자를 책상 앞으로 당기는 것이 좋다.

환자가 허리디스크를 진단받았다고 하는데 물어보면 X-ray만 검사한 경우가 많다. 디스크는 뼈가 아니기 때문에 X-ray상 보이지 않는다. 다만 허리뼈 간격이 정상보다 좁아져 보이면 디스크 문제가 있을 것으로 추측하는 것이다. 만일 환자가 위에 언급한 허리디스크 증상이 있고 X-ray상 허리뼈 간격이 좁아져 있으면 허리디스크를 강하게 의심할 수 있으나 허리디스크라 진단할 수 없다. 정확한 진단은 MRI를 찍어서 디스크 상태까지 다 확인해야 한다. 환자가 호소하는 증상과 이학적 검사 그리고 CT, MRI 같은 영상 검사까지 종합적으로 판단해야 오진을 줄일 수 있다. 하지 방사통도 없고 급성으로 허리를 삐끗했을 뿐인데 과잉 진료로 MRI까지 찍어 조금만 이상이 있어도 허리디스크라고 진단하는 경우도 있다.

한번은 초진으로 30대 초반의 여성분이 오셨다. MRI CD를 가지고 오셨는데 진료 시 불안해하고 곧 울음을 터뜨릴 것 같았다.

"허리가 아프시네요. 다리 저린 감도 있으신가요?"
"아니요. 허리 가운데 쪽만 아파요."
"네. 화분 들다가 허리를 삐끗하신 거네요? 지금은 처음보다 덜하시죠?"
"네. 처음에는 허리를 구부리고 펴는 게 너무 힘들었는데 덜해졌어요."

"가져오신 MRI CD를 봐도 허리디스크 소견은 없어 보여요. 이 정도는 디스크가 조금 부어 있는 정도라 정상이라 봐도 됩니다."

"정말요? 검사한 병원에서 허리디스크 심하다고 당장 수술해야 한다고 했거든요."

"이 MRI를 보고 수술하자고 했다고요? (다시 영상 사진을 보고) 괜찮습니다. 이 정도는 1주일 정도만 치료해도 일상생활에 무리가 없으실 거예요."

"(울먹이며) 감사합니다. 디스크 수술해야 한다는 말에 얼마나 걱정했는지 몰라요."

당시 주변에 척추 전문병원이 개원한 지 얼마 안 됐는데 과잉진료 한다는 소문을 들었다. 아무리 그래도 멀쩡한 디스크를 수술하면 안 되는 거 아닌가?

그렇다면 언제 한의원에 내원해서 치료를 받으면 좋을까? 위 자가 검사법에서 풋드랍으로 발목을 구부리는 동작이 안 되거나, 항문 주위 감각이 떨어지고, 대소변 실수를 한다면 허리디스크 파열로 인해 더 심각한 상황이 발생할 수 있다. 응급 시술이 필요할 수 있으니 종합병원이나 척추 전문병원에서 진료를 먼저 받기를 권한다. 그렇지 않다면 곧바로 한의원에서 치료를 받는 것이 좋다. 이때는 허리디스크가 급격히 나빠져서 상황이 악화되는 경우가 거의 없다. 즉 허리 아프고 다리가 저리는데 보름이나 한 달 뒤에 갑자기 못 걸을 일은 거의 없다고 생각하면 된다. 영상 검사상 디스크가 파열되어 흘러내리면 심각해 보이고 다리 마비라도 될 것 같아 겁이 나지만, 오히려 보존적 치료 시 흘러나온 디스크가 자연 흡수되면서 더 말끔히 나아지는 경우가 많다. 허리디스크 초기에는 통증이 심해서 힘들 수 있으나 2주~1달 정도 지나면 대부분 극심한 통증이 덜해진다. 몸의 자연치유력을 도와주는 한방 치료만으로 충분히 나아질 수 있는 질환이다.

Chapter 3

알려주세요 원장님

– 건강을 위한 올바른 일상생활과 운동법 9가지

지금 운동해도 돼요?
운동하고 나서 더 아파졌어요

허리통증 때문에 치료받으러 오시는 어르신 한 분이 계셨다. 평소에 자기관리를 잘하시는 분으로 건강 프로그램도 잘 챙겨 보시고 소개된 운동도 꾸준히 하셨다. 한번은 치료실에서 이렇게 물으셨다.

"원장님 ○○○ 교수 아세요?"
"아뇨. 모르겠는데요. 왜요?"
"아, 그 교수님이 TV「명의」에서 허리를 구부리는 운동은 절대 하면 안 되고 펴는 운동을 해야 한다고 해요."
"그래요?"
"응, 내가 그동안 허리 구부리는 운동을 했는데 정말 잘못 알고 있었더라고."
"음, 지금 아버님은 허리를 펴면 더 아프기 때문에 조심하셔야 해요. 그 교수님 말씀에 동의 안 할 전문가들도 많을 거예요."

이분은 허리를 구부리면 괜찮은데 펼 때 통증이 심한 분이셨다. 며칠 후 다시 오셨는데 더 심해진 상태였다.

"내가 교수님이 얘기한 대로 허리를 펴는 운동을 계속했거든. 그랬는데 지금 더 허리가 아파요."
"아이고 아버님. 제가 아버님은 허리를 구부리는 운동을 해야 한다고 했잖아요."

환자의 건강에 대한 관심은 예전보다 훨씬 늘었다. 인터넷에 온갖 정보들이 넘쳐나고 접근하기 쉽기 때문이다. 그러나 콘텐츠의 관심을 끌기 위해 자극적인 제목으로 잘못된 정보를 알리는 경우도 많다. '허리 운동 이거 하나면 됩니다', '허리 운동 이것은 절대 하지 마세요', '허리 5분 만에 건강해지는 법' 등등 솔깃한 제목들이 넘쳐난다. 짧은 시간과 페이지에 정보를 담다 보니 다양한 상황에 따라 다른 운동법이 아니라 모든 상황이 한 가지 운동법으로 다 해결되는 양 소개한다.

예를 들어 설명해 보겠다.

A 씨는 오늘 물건을 들어 옮기다가 허리를 삐끗했다. 골반을 비롯한 몸도 틀어지는 것 같고 허리를 숙이는 게 너무 힘들다. 펼 때는 편하다. 이 환자는 치료받는 동안에 허리를 펴는 방향으로 있는 것이 좋다. 누워 있는 동안에도 엎드리는 것이 편할 수 있고, 운동을 한다면 엎드려서 만세 자세를 하는 것이다. 만일 이 환자가 바로 누워서 무릎

을 가슴 쪽으로 둥글게 마는 운동을 한다면 더 심해질 것은 자명하다. 아픈데도 참고 하는 것은 내 몸이 보내는 신호를 무시하는 것이다.

물론 허리를 펴는 근육의 긴장 때문에 숙일 때 자극이 심해질 수 있다. 이때는 허리를 펴는 운동보다는 스트레칭이 더 필요하다.

통상 아픈데 운동을 한다는 것은 의학적으로 재활을 한다는 것이다. 재활은 손상 초기부터 시작하는 것이 원칙이다. 하지만 이 원칙은 프로 선수같이 체계적으로 관리를 할 수 있을 때 해당하는 말이다. 일반인들이 전문적인 상담과 재활을 받기는 어렵기 때문에 임의로 시작하다가 오히려 역효과가 나는 것이다. 운동할 때 중요한 원칙은 아프지 않아야 한다는 것이다(오십견 같은 경우에는 아파도 해야 한다).

위 사례같이 허리를 숙일 때 아프고 펼 때는 괜찮다면 운동은 허리를 펴는 방향으로, 반대의 증상이라면 운동은 허리를 숙이는 방향으로 하는 것이다. 만일 통증이 심해서 숙이고 펴는 것 모두가 아프다면 당연히 지금은 운동할 때가 아니다. 환자가 빨리 호전되고 싶은 마음에 잘못된 정보로 운동하다가 오히려 역효과가 있을 수 있어서, 나는 급하게 시작하려고 하지 말고 증상이 10~20% 정도 남을 때까지 치료에 집중하고 이후 앞선 원칙대로 운동하라고 권하고 있다.

많이 걸어야 좋은 거 아니에요?

우리가 가장 부담 없이 할 수 있는 운동이 걷기다. 많은 장비가 필요하지 않으며 시간과 걸을 장소만 있다면 언제든지 시작할 수 있다. 걷기는 팔다리를 비롯한 전신 운동으로 유산소 운동도 되고 근력 유지에도 도움이 된다. 그런데 이 좋은 운동을 하고 나서 한의원에 오시는 분들이 제법 있다. 걷고 나서 없던 증상이 새로 생겼거나 기존의 증상이 더 심해진 것이다. 무엇이 문제였을까?

걷기는 좋은 운동이니 많이 걷기만 하면 좋을 것이라 여기는 분들이 계신다.

60대 여자 환자분이 한의원에 엉덩이 옆쪽 통증과 발바닥 통증으로 내원하셨다.

"원장님, 최근 허리가 안 좋아서 걷기를 꾸준히 하고 있어요. 그런데 2주 전부터 왼쪽 엉덩이 쪽이랑 오른쪽 발바닥이 걸을 때 아파요. 심할 때는 발바닥이 닿기만 해도 찌릿해요."

"네, 힘드셨겠어요. 하루에 얼마나 걸으셨어요?"

"하루에 2시간씩이요."

"오전, 오후 나눠서 걷는 거예요? 아니면 한번 나가면 2시간씩 걸으신 거예요?"

"한번 나가면 2시간 걸어요. 걷다가 힘들면 잠깐 쉬었다 가요. 하루 만 보 이상을 걸으려고 해요."

"네. 걷기가 좋은 운동이지만 한 번에 많이 걷는 것은 몸에 무리가 갈 수 있습니다. 특히 허리가 안 좋으신데 많이 걸으면 나도 모르게 보행 자세가 틀어지는 경우가 자주 있고 그게 누적이 되면 허리가 아닌 다른 부위에 통증이나 이상 증상이 생길 수 있어요."

"많이 걷는 게 좋다고 하던데요?"

"모든 운동에는 본인에게 적합한 운동 강도와 시간이 있습니다. 환자분은 그 이상으로 걸으신 거예요. 가능한 하루에 2~3차례 20~30분 정도씩 걸어보세요."

"유산소 운동은 짧게 하면 효과가 없다고 하던데 1시간 이상 걸어야 하는 것 아니에요?"

"요즘 연구에 의하면 한 번에 1시간 걸으나 한 번에 20분씩 하루 세 번 걸으나 운동 효과 차이가 없습니다. 그리고 하루에 만 보 걷는 것을 목표로 하지 않으셔도 됩니다. 6,000보만 걸어도 충분합니다."

내 몸은 어느 한 곳에 이상이 생기면 그곳을 보상하기 위한 움직임이 발생한다. 허리가 아픈데 계속 걸으면 골반을 비롯한 하지로 나도 모르게 피로가 쌓이는 경우가 많다. 그래도 지속해서 참고 걸으면 이제는 허리뿐만 아니라 허벅지 근육 손상이나 발바닥 쪽으로 족저근막염이나 신경종 같은 새로운 질환이 발생하기 쉽다. 모든 운동의 기본은 내가 아프지 않은 한도 내에서 하는 것이다. 30분까지는 걸어도 아무 불편함이 없는데 1시간 걸을 때 어딘가 아프다면, 30분 이내로 하루에 두 번 나누어 걸으면 되는 것이다. 몸의 이상 증상이 느껴지는데 계속 걷는 것은 좀 쉬라는 내 몸의 신호를 무시하면서 미세손상을 계속 주는 것이다.

운동은 꼭 한 번에 일정 시간을 채워야 하는 것이 아니다. 일상에서 스트레스받지 않고 짧게 자주 하면 되는 것이다. 낮은 층은 계단을 이용하고, 오래 앉아 있다면 시간마다 일어나서 스쾃 10회를 해도 좋다. 몸에 이상이 가지 않도록 가볍게 그리고 자주 하면 그것이 바로 내 몸에 이상적인 운동이다.

바르게 앉는 자세는
어떤 것일까?

"원장님 저는 양쪽 허리가 아파요."
"주로 언제 더 아프신가요?"
"근무할 때 거의 앉아 있어요. 1~2시간 지나면 너무 아파요."
"허리를 꼿꼿이 펴고 있나요? 의자에 몸을 기대지 않고요?"
"네. 일부러 허리를 펴고 있어요. 좋은 자세라고 해서요."
"그런 자세를 오래 하기 힘들지 않으세요?"
"이 자세가 좋다고 하니 참고 있는 거죠."

많은 사람들이 하루의 반을 앉아서 지낸다. 매일매일 반복되는 생활이니 내가 어떤 자세로 앉아 있고 이 자세가 어떤 영향을 미칠지 모르는 경우가 많다. 한의원에 목과 허리통증 때문에 방문하는 환자들의 앉을 때 공통점을 살펴보면 아래와 같다.

1. 의자와 책상 사이의 거리는 멀고 내 몸만 앞으로 컴퓨터에 가까

워져 있다.

2. 위 상황에서는 가슴이 앞으로 숙여지고 모니터를 보기 위해 목과 머리만 위로 들어 올린다.

3. 다리를 꼬거나 무릎을 많이 구부려 발이 의자 안 깊숙이 들어가 있다.

4. 위와 같은 자세가 나쁘다는 생각이 들어 허리를 꼿꼿이 펴고 90도의 정자세를 취한다.

5. 엉덩이를 앞으로 쭉 빼고 앉아 허리가 구부러지게 만든다.

여러분은 위 사항 중 몇 가지에 해당하는가?

1~2가지만 가지고 있더라도 분명히 만성적인 증상이 있을 것이다. 목과 승모근이 아프다거나 후두통이 있거나, 굽은 등, 일자 허리. 허벅지 뒤 근육이 짧아져서 걸을 때 통증 등등.

| 그렇다면 바르게 앉는 자세의 기준은 무엇일까? |

내 몸의 등과 허리가 의자에 모두 닿아야 한다. 위 사항 중 1, 2에서는 등이 의자에서 떨어지고, 5는 등만 닿고 허리가 안 닿는 자세이다. 의자에 허리와 등이 모두 닿기 위해서는 상체를 뒤로 기대는 것이 좋다. 4와 같이 90도의 자세보다는 100도~110도 정도로 해야 내가 힘을 빼더라도 체중이 의자에 분산되면서 편한 자세가 된다. 만일 허리가 의자에 닿지 않는다면 얇은 쿠션을 끼워주면 도움이 된다. 몸을 의

자에 기댔는데 허리가 지지되지 않고 떠 있으면 오히려 더 심해질 수 있다.

| 4번 자세는 왜 문제가 될까? |

겉으로 보기에는 아주 올바르고 좋은 자세 같아 보인다. 하지만, 이 자세로 1시간을 유지하기가 만만치 않다는 것을 알게 될 것이다. 이 자세는 허리를 펴는 등허리 근육에 힘을 주고 버텨야 하는 자세이다. 허릿심이 빠지면 바로 몸이 앞으로 숙여질 것이다. 체중이 의자에 분산되지 않기 때문이다.

앉아 있을 때 무릎은 90도 정도를 유지하는 것이 좋다. 습관적으로 발을 의자 안쪽으로 집어넣는 자세를 오래 취하면 허벅지 뒤의 근육이 짧아지게 된다. 이 근육이 문제가 되면 빨리 걷거나 달릴 때 부상의 위험이 커지고 보상 작용으로 허리가 과하게 사용되면서 허리통증을 유발할 수 있다. 다리를 꼬는 자세는 골반이 틀어지게 하므로 가능한 한 하지 않는 것이 좋다.

| 팔과 팔꿈치는 어떻게 하는 것이 좋을까? |

의자에 살짝 기대어 바르게 앉고 팔꿈치가 내 옆구리에서 앞으로

벗어나지 않게 하는 것이 좋다. 그러기 위해서는 의자가 책상에서 멀어지면 안 된다. 그렇지 않다면 팔만 앞으로 뻗어서 키보드 작업을 하거나 운전하게 된다. 이 자세는 특히 승모근의 긴장을 유발한다.

아무리 바른 자세로 앉더라도 서 있거나 누워 있는 것보다 좋지는 않다. 틈틈이 일어나거나 팔 어깨 스트레칭을 하거나 엉덩이를 한쪽씩 들어 올리는 것과 같이 움직여 주는 것이 좋다.

잠은 어떤 자세로 자야 좋아요?

"원장님 자고 일어나면 허리가 너무 아파요."
"어떤 자세로 주무세요?"
"바로 눕는 게 좋다고 해서 그렇게 자요."
"자는 동안에는 허리 아프지 않으세요?"
"아프긴 한데 그래도 바로 누워서 자야 하는 거 아니에요?"
"그렇지 않습니다. 바로 누워서 아프다면 내 몸이 자세를 바꾸라는 신호를 주는 거예요. 편한 자세로 주무셔야죠. 옆으로 누워 자는 것이 편하다면 그렇게 해도 됩니다."

눕는 자세는 지친 일과를 마치고 쉬어야 할 때 매우 중요하다.
누워 있는 동안 피로가 풀리고 다음 날을 위한 에너지가 재충전된다. 하지만, 이 소중한 시간에 잘못된 자세로 누워 있으면 오히려 더 심한 통증 때문에 힘들어지기도 한다.

기본적으로 잠을 자기에 가장 무난한 자세는 바로 누워 자는 앙와위이다. 하지만, 이 문제 없어 보이는 자세가 누군가에게는 힘든 자세이다. 앙와위가 허리통증 때문에 힘들어 측와위로 자는 사람도 많다. 이유는 크게 2가지이다.

첫 번째, 허리가 C자가 아니라 일자 허리 이상으로 펴져 있어서, 바로 누우면 허리뼈가 바닥에 직접 닿는 느낌이 들며 허리가 배기는 느낌이 드는 것이다. 이런 분들의 허리를 살펴보면 허리뼈 주위 색이 어둡게 변색돼 있는 경우가 많다. 맨바닥같이 바닥 쿠션이 얇으면 허리가 아파서 못 자는 경우가 많다. 가능한 푹신한 침대에서 자거나 옆으로 누워서 자는 것이 좋다.

두 번째는 허리가 일자 허리와 반대로 오히려 과한 C자 형태를 가진 경우이다. 엎드린 자세를 보면 허리가 움푹 들어가고 엉덩이가 높이 솟아 있는 경우가 많다. 바로 누우면 허리가 바닥에 지지 되지 않고 많이 뜨기 때문에 안정감이 없어 불편함을 호소한다. 이럴 때는 무릎 아래에 쿠션이나 베개를 받쳐서 허리를 펴는 자세를 하거나 허리 아래에 얇은 수건을 넣어 허리가 지지받는 느낌이 들게 하면 편해진다. 이렇게 하는 것이 불편하다면 오히려 측와위로 자는 것이 좋다. 측와위는 기본적으로 고관절과 무릎을 구부리기 때문에 허리가 살짝 구부려지고 펴져서 더 편한 느낌이 들 것이다. 그렇다고 마치 태아처럼 무릎을 가슴쪽까지 당기고 누우면 안 된다.

단지 잠을 자고 일어났는데 목을 돌리기 힘들다거나 허리를 숙이기 힘들어서 한의원에 찾아오시는 환자분들이 많다. 매일 자는 것이고 자는 동안 별다른 이상도 느끼지 못해서 "잠만 잤는데 이럴 수도 있어요?" 하고 물어보기도 한다.

"주로 어떤 자세로 주무세요?"

"똑바로 누워 자요."

"계속 그 자세로 주무세요? 자다 보면 옆으로 누워 주무세요?"

"처음에 잘 때는 바로 눕는데 자다 보면 옆으로나 엎드려 자고 있어요."

"네, 자는 도중 옆으로 누워 자는 자세 때문에 그럴 수 있습니다."

측와위, 즉 옆으로 누워 잘 때 올바른 자세는 어떤 것일까? 베개 높이, 가슴 쿠션, 무릎 쿠션 이 3가지를 기억하자.

우선 베개 높이를 확인해야 한다. 내가 바로 누워 잘 때 편한 높이의 베개는 옆으로 누워 잘 때 어깨의 높이 때문에 상대적으로 낮아지며 이에 따라 자는 동안 나의 목은 옆으로 꺾이는 자세가 된다. 바로 누울 때보다 옆으로 누울 때 베개는 5~10cm 정도 더 높아야 한다. 평소 낮은 베개를 쓰면서 바로 누워 자다가 도중에 옆으로 누워서 자는 사람들이 아침에 자고 일어났을 때 갑자기 목이 안 돌아가고 결리는 경우가 많다.

그리고 가슴 쪽에 폭신한 베개나 쿠션을 껴안고 자자. 특히 어깨 통증이 있는 환자는 더 주의해야 한다. 옆으로 누워 잘 때 아래쪽 어깨는 과하게 눌리면서 아프고, 위쪽 팔이 아래로 처지면서 어깨 앞쪽으로 압력이 가해진다. 그러면 등 쪽 근육이 늘어나 날개뼈 주위 통증까지 유발할 수 있다. 쿠션을 껴안고 위쪽 팔이 아래로 처지지 않게 한다.

끝으로 무릎 사이에도 얇은 베개를 끼워서 잔다. 옆으로 누워 위쪽 무릎이 바닥까지 닿게 되면 내 허리와 골반은 비틀어지는 자세가 된다. 자는 동안 이런 자세가 반복되면 골반이 틀어지면서 허리통증이 생기거나, 위쪽의 엉덩이 근육은 늘어나고 허벅지 앞쪽의 근육이 긴장되면서 다리로 더 당기거나 저릴 수 있다. 무릎 사이에 베개를 넣어 위쪽 무릎이 아래로 처지지 않도록 해야 척추 라인이 뒤에서 보면 일자를 유지할 수 있고 무리가 가지 않는다.

여기서도 중요한 원칙 하나. 어떤 자세든지 주위에서 보고 들은 내용 때문에 아프면서도 유지하려고 하지 않는다. 위 상황처럼 상황마다 통증의 원인이 다를 수 있으니, 본인이 누워서 편한 자세를 찾도록 한다. 단, 잠깐씩 엎드려 눕는 것은 괜찮으나 자는 것은 금물이다. 무엇보다 목 건강에 안 좋다.

허리를 숙일 때 아프다면
이렇게 해보세요

한의원에는 허리가 아파서 오는 환자가 정말 많다. 허리디스크나 협착증처럼 만성으로 아프고 저려서 오시는 분도 있지만, 갑자기 삐끗해서 오신 분들도 있다. 급성으로 오신 분들은 일반적으로 허리를 숙일 때 심해지고 펼 때 덜하거나, 그 반대인 경우가 흔하다. 통증이 심할 때는 숙이거나 펼 때 모두 아프기도 하다.

며칠 전에도 허리가 갑자기 숙일 때 너무 아프다는 분이 오셨다. 머리를 감거나 양치할 때도 힘들다고 하셨다.

진료실에서 환자에게 "잠깐 일어나셔서 옆에 서보시겠어요? 이제 허리를 한번 숙여보세요. 숙이다가 통증이 느껴지면 그만 멈추시겠어요?"라고 말씀드리고 환자를 살펴봤다. 조금 상체를 구부리다가 아프다고 멈추셨다.

"이번에는 허리를 구부리지 마시고요. 마치 스쾃하듯이 허리는 그대로 편 상태를 유지하고 엉덩이를 뒤로 빼는 느낌으로 몸을 낮춰보겠습니다. 무릎은 살짝 구부리는 것이 좋습니다. 여기 고관절이 접히게 하면 됩니다. 어떠신가요?"

"통증이 없고 훨씬 더 많이 내려가요."

흔히 허리를 숙이라고 하면 10명 중 8~9명은 등을 먼저 구부린다. 목과 등을 앞으로 숙이면서 자세를 낮춘다. 이런 자세로 45도가 넘어가면 허리를 지탱하는 척추기립근은 제대로 힘을 쓰지 못한다. 허리뼈 사이가 급하게 벌어지면서 인대에 무리가 간다. 그래서 가벼운 화분을 옮기다가 허리를 삐끗하기도 한다.

그렇다면 숙일 때 허리에 무리가 가지 않게 하려면 어떻게 해야 할까? 몸을 앞으로 구부릴 때는 허리와 등은 그대로 유지한 상태에서 고관절이 먼저 구부려져야 한다. 이후 상체가 구부려지는 느낌이 들어야 허리 부담이 줄어든다. 숙였다가 펼 때도 목과 등이 먼저 위로 들리면 허리통증이 유발될 수 있다. 역시 엉덩이를 앞으로 밀어주듯 고관절을 먼저 펴고 상체를 펴야 한다.

| 어떻게 연습하면 좋을까? |

하나. 사무실이라면 의자 등받이에, 집이라면 식탁 의자 등받이나 싱크대에 양손을 올려둔다. 그리고 스쾃하듯이 엉덩이만 뒤로 빼면서

무릎을 살짝 구부리는 동작을 반복한다.

이 동작이 익숙해지고 습관이 되면 어느 날 갑자기 허리가 아파서 숙이기 힘들 때도 좀 더 편하게 몸을 낮출 수 있다.

둘. 네발 기기 자세 혹 사자 자세라고도 하는데 양 손바닥과 무릎을 바닥에 대고 허리에 힘을 빼서 약간 펴지는 느낌이 든다. 그리고 손이 떨어지지 않도록 유지하면서 천천히 엉덩이가 발뒤꿈치에 닿는 느낌으로 구부린다. 이때 통증이 느껴지지 않을 정도까지만 숙이면 된다. 고관절 굴곡이 잘되도록 할 뿐만 아니라 엉덩이 근육은 스트레칭이 되고 굽은 등이 펴지는 좋은 운동이다.

평소 허리를 보호하기 위해 뭐가 중요할까? 허리에 있는 디스크는 살짝 숙이고 물건을 들 때 가장 많은 부하가 걸린다. 그래서 항상 환자분들께 자동차 트렁크에서 물건 꺼내듯이 허리를 숙이고 팔을 앞으로 뻗어서 들어 올리는 자세를 조심하라고 설명한다. 팔이 내 몸에서 멀어진 자세로 작업하면 목이나 허리에 좋지 않다. 가능한 팔꿈치가 옆구리 근처에 머물러야 한다. 상황이 여의치 않다면 배꼽을 가볍게 당겨 배에 힘을 주는 것이 좋다. 이렇게 하면 골반을 안정화하여 사고의 위험성을 낮춘다. 만일 아이를 안아야 하는 상황이라면 허리를 숙이지 말고 무릎을 구부려서 몸을 낮추고 아이를 내 몸에 밀착시키고 무릎을 펴는 것이다.

꼭 명심하자.

허리를 숙일 때는 고관절부터 먼저 구부려야 한다. 허리를 숙여 팔로 물건을 들어 올리면 팔보다 허리를 더 다치게 될 것이라는 사실을.

안전하게 근력운동 하고 싶어요

견관절이나 고관절 주위가 아파서 병원에 갔더니 운동하라는 얘기를 한 번씩 들었을 것이다. 문제는 운동 방법을 알려주지 않고, 중요한 지침도 모른다는 것이다. 그래서 인터넷에서 검색하거나 유튜브에서 '이것만 하면 된다' 시리즈를 보고 따라 했더니 오히려 더 안 좋아지는 경험도 있을 것이다.

외관상 근육질 몸에 건강해 보이는 헬스트레이너도 어깨나 고관절 통증 때문에 한의원에 오는 경우가 많다. 보디빌더나 크로스핏 선수같이 당장 아프더라도 참고 운동해야 하는 경우가 아니라면 무엇보다 통증 없이 건강한 신체를 갖도록 운동하는 것이 중요하다.

여러분들이 헬스장에서 혼자 운동하거나 PT를 받을 때 알아야 할 몇 가지 중요한 기준을 말하고자 한다. 근력이 충분한 선수가 아니라 일반인이나 재활이 필요한 분들이 참고하면 좋겠다.

> 첫 번째, 운동 시 덤벨 같은 도구가 내 몸 중심에서 멀어지지 않도록 해야 한다

견관절이나 고관절을 안정화하려면 관절 가까이에 있는 근육을 강화해야 하기 때문이다.

어깨를 안정화하는 대표적인 근육은 회전근개인데 날개뼈에서 시작하여 상완골두에 붙는다. 대개 어깨 운동하면 덤벨을 손에 쥐고 팔을 어깨높이까지 옆으로 들어 올리는 것이 떠오르는데, 추천하지 않는 운동법이다. 시소를 연상하면 도움이 된다. 축인 어깨 관절에서 무게 중심이 멀어지면 상완골두의 움직임이 커진다. 이렇게 운동을 하면 어깨 가까이 붙어 있는 회전근개보다 좀 더 멀리 있는 삼각근에 더 집중된다. 삼각근이 커지면 어깨가 넓어 보이나 어깨의 안정화에는 좋지 않다. 그렇다면 어떻게 하면 좋을까? 덤벨을 쥐고 팔꿈치를 90도 정도 구부린다. 바닥에서 마치 바람이 부는 느낌으로 팔을 90도까지 들어 올린다.

고관절 운동에서도 마찬가지이다.

고관절을 안정화하는 근육은 엉덩이에서 고관절 가까이 붙어 있는 여러 근육이다. 그래서 엉덩이 근육들을 강화하려면 무릎을 펴고 하는 것이 아니라 무릎을 구부려야 한다. 엎드려서 대둔근을 강화하는 운동을 예로 들어보자. 엎드려서 무릎을 편 상태로 허벅지를 들어 올리면 대둔근보다 허벅지 뒤쪽의 햄스트링(슬괵근)이 더 많이 개입할 수

있다. 그러면 대퇴골두의 움직임이 커지면서 안정성에 영향을 준다. 이때는 무릎을 구부리고 무릎이 바닥에서 떨어진다는 느낌으로 해야 햄스트링의 개입이 줄고 대둔근에 집중된다. 엉덩이 옆에 붙어 있는 중둔근을 강화할 때도 마찬가지이다. 그냥 옆으로 누워서 다리를 위로 들어 올리면 중둔근뿐만 아니라 무릎까지 내려가는 대퇴근막장근이나 장경인대에 힘이 가해진다. 이때도 무릎을 구부려서 중둔근에만 집중되도록 하는 것이 좋다.

요점만 얘기한다면 어깨 운동할 때는 팔꿈치를 구부리고, 고관절을 위한 엉덩이 근육 강화 운동을 할 때는 무릎을 구부리는 것이다.

| 두 번째, 운동은 가벼운 무게로 시작해서 차츰 늘리는 것이 중요하다 |

운동 초보자인 경우 적정 무게를 대부분 모르고 시작한다. 처음부터 무거운 무게로 시작하는 경우가 많다. 10kg을 겨우 한 번 들어 올렸는데 7~8kg부터 시작하다가 힘에 부치면 몸을 움직이면서 반동을 이용하기도 한다. 이렇게 하면 몸이 힘들고 재미도 떨어지고 다치기도 쉽다.

근력운동은 자신이 한번 들 수 있는 무게의 50~60%부터 시작하는 것이 좋다. 즉 10kg의 덤벨로 겨우 한 번 팔을 구부릴 정도라면 5kg 정도부터 시작해야 무리가 없다는 것이다. 이렇게 시작해서 힘이 좀 더 생기면 약 2주마다 5~10% 정도 무게를 늘린다. 같은 무게로 계속 운동하는 것은 효율이 떨어지는 운동법이다.

| 세 번째, 관절이 틀어지지 않고 올바르게 정렬되어 있어야 한다
| 즉 관절이 안정된 상태에서 근력운동을 해야 한다는 것이다

예전에 아버지께서 어깨가 아파서 오신 적이 있다. 공원에 가셨다가 철봉이 있는 것을 보고 오랜만에 턱걸이를 했더니 아프다고 하셨다. 내려올 때 팔의 힘을 뺐더니 어깨에서 '뚝' 하는 느낌이 있었다는 것이다.

등 운동을 위해 랫풀다운이나 턱걸이를 한다면 날개뼈인 견갑골이 등에 밀착된 느낌을 유지해야 한다. 대부분 잡아당길 때는 힘을 주다가 풀 때 힘을 빼면서, 갑자기 근육이 늘어나게 되고 관절의 안정이 떨어지며 운동 손상이 발생하는 경우가 많다.

코어 근육 강화에 효과적인 플랭크를 할 때 힘이 떨어지면서 엉덩이가 아래로 처지면 허리와 골반 그리고 고관절이 제 위치에 있지 못하게 된다. 버티는 시간을 채우기 위해 계속해서 하면 오히려 통증이 생길 수 있다.

| 네 번째, 근육은 균형이 중요하다 |

관절은 하나의 근육이 아니라 여러 근육이 붙어서 안정성을 유지한다.

대표적으로 허벅지 앞쪽의 대퇴사두근과 뒤쪽의 햄스트링은 3:2 정도의 근력 비율이 좋다. 만일 어느 한쪽만 너무 강화한다면 무릎에 있는 전방십자인대 손상에 기여한다는 보고가 있다.

승모근은 큰 근육이다. 견갑골, 즉 날개뼈를 안정화하는 데 중요하다. 상부 승모근과 하부 승모근의 근력 비율이 1:2가 적당한데 만일 상부 승모근 위주로만 근력운동을 하면 어깨충돌증후군이 잘 발생할 수 있다. 실제 운동하면서 근력의 비율을 알기가 어렵다. 다만 어느 한 근육만 집중하지 말고 양측을 같이 하여 균형을 유지하는 것이 좋다. 근육이 커지고 근력이 세다고 다 좋은 것이 아니다. 균형이 맞아야 관절의 안정성이 유지된다.

| 다섯 번째, 구부릴 때보다 펼 때 더 집중해야 한다 |

알통을 만드는 상완이두근 운동 시 팔꿈치를 구부려 근육이 짧아지는 것을 단축성 수축이라 하고, 팔을 펴면서 근육이 늘어날 때 신장성 수축이라고 한다. 뭔가 궁금하지 않은가? 팔을 펴는데도 수축이라고 하니 말이다. 근력운동을 할 때 근육이 짧아지거나 늘어나거나 모두 수축 작용을 하고 있다. 그리고 근력을 키우는 데 신장성 수축이 단축

성 수축보다 효과적이다. 그런데 헬스장에서 운동하는 사람들을 보면 팔을 구부리는 데만 집중하는 경우가 많다. 이렇게 하면 운동 효율도 떨어지고 다치기 쉽다.

  우리는 대부분 아프지 않고 건강해지기 위해 운동을 하거나, 아팠던 부분을 재활하기 위해 운동을 한다. 남에게 보이기 위해 아프더라도 참고 운동하는 사람은 드물 것이다.
  더 나은 내 육체를 위해 운동을 하는 만큼 이 5가지 지침을 기준으로 꾸준히 한다면 큰 도움이 될 것이다. 특히 초보자라면 꼭 올바른 운동법과 자세를 먼저 배우고 시작하기를 바란다.

요가, 필라테스, 근력운동? 어떤 운동이 나에게 맞는 걸까?

　아파트 입구나 현관문 앞에 흔히 헬스장이나 필라테스 스튜디오의 광고물이 붙어 있다. 5년 전에도 참 많아졌다 싶었는데, 계속 주변에 개업 소식이 넘쳐난다. 예전과 같은 전통 방식으로는 한계가 있어서 헬스장을 가더라도 재활한다는 문구가 있고 요가나 필라테스도 본업 외에 재활이나 컨디셔닝을 같이한다고 홍보를 많이 한다. 그래서 그동안 도수나 추나 같이 의료기관에서 주로 하던 영역을 운동, 서비스 영역에서도 시도하면서 수기법을 배우려는 체육계 사람들의 수요도 많다고 한다.

　그리고 비단 업계에 있는 사람뿐만 아니라 일반인들도 자신의 건강을 위해 여러 운동을 하는 분이 많다. 진료 중에도 환자가 지금 요가나 필라테스, 수영 등을 하고 있는데 괜찮은지, 앞으로 배우려고 하는데 어떤 운동이 좋을지 물어보는 경우가 많다.

본인이 지금 어디 아픈 곳이 없다면 취향에 따라 하고 싶은 운동을 하면 된다. 그러나 만일 어느 곳이 아프거나 뻣뻣해서 새로 시작할 생각이라면 다음과 같은 것들을 고려하면 좋겠다.

흔히 만성 근육통이라고 하는 것은 어떤 원인 때문에 올까? 정상적인 근육 길이보다 짧아져서? 늘어나서? 둘 다 정답이다.

대부분 환자는 근육이 뭉쳐서 아프다고 생각한다. 맞는 말이다. 근육이 뭉쳤다는 것은 근육의 길이가 정상 길이보다 짧아졌다는 것이다. 이럴 때는 근육의 길이를 늘여 원상태로 맞추는 것이 중요하다. 이를 해결하는 대표적인 방법이 스트레칭이다.

그렇다면 스트레칭만 하면 되냐? 그렇지 않다. 앞서 얘기했듯이 근육은 정상 길이보다 늘어나 있는 상태여도 통증이나 기타 불편함이 발생한다. 그리고 이때는 근력운동을 하거나 테이핑으로 길이를 조절하는 것이 도움이 된다. 만일 스트레칭을 한다면 근육 길이가 오히려 더 늘어나 증상이 심해질 수 있다.

우리 몸에는 많은 근육이 있는데 근육이 뭉치면서 길이가 짧아지기 쉬운 것이 있고, 반대로 늘어나기 쉬운 것이 있다. 대부분 일상생활 중 자세와 습관과 관련이 많다. 전자에 해당하는 대표적인 부위로는 목덜미에서 승모근이나 가슴, 허벅지 뒤 근육, 그리고 종아리 근육이 해당한다. 후자는 등과 복부, 엉덩이 근육이 대표적이다.

앉아서 컴퓨터나 휴대전화를 보는 모습을 상상해 보자. 상체가 모니터 쪽으로 기울여지면서 등은 구부정해지고 목은 앞으로 나간다. 무릎을 많이 구부려서 발을 의자 아래에 두고 있다. 이런 자세 때문에 어떤 근육은 짧아지고 상대 근육은 늘어나기도 한다.

나이가 들면서 차츰 배가 나오고 복부 근육과 엉덩이 근육은 힘이 떨어지면서 늘어나기 쉽다.

이렇듯 만성 근육통이 있더라도 발생한 원인은 다를 수 있다. 그렇다면 어떤 운동을 하는 것이 나에게 적합할까? 만일 근육이 짧아지면서 긴장되고 뭉치는 느낌이 많다면 스트레칭이나 요가를 권하고 싶다. 요가 아사나 중에 근력이 중요한 것도 있지만, 기본적으로 근육을 늘리고 관절을 유연하게 하는 동작이 많아 근육의 긴장을 완화하고 정신적인 스트레스 지수도 낮추는 데 도움을 준다.

필라테스는 2차대전 때 개발된 운동인데 입원 중인 환자들이 병실에서 침대 등을 이용해 재활할 목적으로 만들어졌다. 그래서 요가에 비해 기구와 도구도 많이 필요하고 근력을 키우는 데 도움이 된다. 등이나 허리 복부처럼 내 몸의 코어 힘이 부족하다면 필라테스가 더 적합하다.

헬스장에서 하는 근력운동 역시 늘어난 근육으로 인한 통증을 줄이는 데 효과적이다. 요가나 필라테스가 전신적인 프로그램 위주라면 헬스장은 특정 근육을 집중적으로 강화할 수 있다. 주의할 점은 어느 한 부위만 집중해서 운동할 경우 다른 곳의 근육이 약화할 수도 있으니 혼자 하지 말고 트레이너의 도움을 받기를 추천한다.

운동한 다음 날 매우 아파요

여러분은 오랜만에 등산을 한 다음 날 허벅지가 아프고 힘이 안 들어가거나, 헬스장에서 의욕 넘치게 이것저것 근력운동을 했더니 하루 이틀 지나고 통증이 심해지는 경우를 느껴봤을 것이다. 운동한 당일에는 아프지도 않고 괜찮았는데, 다음 날부터 통증이 심하고 구부리고 펴기에도 불편하다. 운동하다가 어디를 다쳤는지 걱정이 되기도 할 것이다. 실제 이런 증상 때문에 한의원에 내원하시는 분들이 종종 있다. 결론부터 얘기하자면 괜찮다.

위 상황처럼 운동 다음 날부터 통증이 발생하는 것을 지연성 근통증(DOMS: Delayed Onset Muscle Soreness)이라고 한다. 대부분 운동 당일에는 별 증상이 없다가 다음날부터 3~4일 정도까지 통증이 심하다가 차츰 나아져서 1주일 정도 지나면 괜찮아진다. 우리가 운동할 때 근육은 크게 2가지 동작을 하게 된다. 근육 길이가 짧아지는 단축성 수축과 늘어나는 신장성 수축이다. 단축성 수축은 덤벨을 쥐고 팔꿈치를 구부리는 동작이라면 신장성 수축은 구부린 상태에서 팔꿈치를 천천히 펴는 것이다. 팔을 펴는 동안에도 상완이두근과 팔뚝 내측의 근육들은 덤벨의 무게를 버티기 위해 근육의 길이는 늘어나더라도 수축 작용을 하고 있다. 등산할 때는 왜 아플까? 의식적으로 운동을 하지도 않았는데 말이다. 산을 오를 때나 계단을 오를 때는 고관절을 구부리면서 허벅지 앞의 대퇴사두근에 단축성 수축 작용이 나타난다. 반면에 내려올 때는 이 근육에 신장성 수축 작용이 지속적으로 반복된다. 이와 유사하게 경사진 오르막길은 걸어 올라가고 내리막길은 뛰어 내려오는 것을 여러 차례 하면 통증이 발생한다. 이처럼 지연성 근통증은 신장성 수축을 할 때 근육이 손상되면서 발생한다.

그렇다면 아프지 않도록 신장성 수축 운동은 하지 않으면 좋을 것 같다. 그러나 근육을 효과적으로 키우고 힘을 기르려면 신장성 수축이 단축성 수축보다 훨씬 효과적이다. 즉 알통을 만드는 상완이두근을 키우고 싶다면 이렇게 해야 한다.

덤벨을 잡고 팔을 내린 중립상태를 유지한다.
하나, 둘을 세면서 천천히 팔꿈치를 구부린다.
하나, 둘을 세면서 구부린 상태를 유지한다.
하나, 둘, 셋을 세면서 천천히 팔꿈치를 펴면서 1번 자세로 돌아온다.
이렇게 팔을 펴는 동작에 더 집중해야 한다.

그런데 헬스장에 가보면 무거운 덤벨을 들고 팔을 구부리는 것에만 집중하면서 빨리빨리 하는 경우가 많다. 분명 덤벨이 무거워 보이는데, 몸의 반동을 이용하면서 구부렸다가 빨리 펴기도 한다. 이렇게 하면 효율도 떨어지고 손상이 발생하기 쉽다. 위의 원칙은 다른 근력운동에 모두 적용된다. 턱걸이할 때 위로 올라갈 때보다 내려올 때 더 천천히 해야 어깨도 보호하고, 등 근육을 잘 키울 수 있다. 레그익스텐션으로 대퇴사두근을 강화하고 싶다면 무릎을 펴고 잠시 멈춘 후 천천히 구부린다.

지연성 근통증은 신장성 수축 운동을 하면 항상 발생하는 것이 아니다. 평소 나의 근력 이상으로 운동할 때 발생한다. 그래서 헬스장에서 근력운동을 하더라도 처음 한두 번만 통증이 나타나고 계속해서 운동하면 어느 순간부터는 통증이 나타나지 않는다. 그래서 꾸준히 하는 것이 중요하다.

지연성 근통증으로 아플 때는 어떻게 하면 좋을까? 첫 번째는 해당 부위에 무리가 가지 않게 쉬는 것이 좋다. 운동한 다음 날 팔이 아프다면 유산소 운동이나 하체 운동 위주로 하는 것이다. 대부분 1주일 내로, 자연적으로 회복되기 때문이다. 만일 당장 통증이 심하다면 빠른 회복을 돕는 방법들이 있다. 침 치료, 물리치료, 냉각 요법, 마사지, 압박요법 등등이 도움이 된다.

한약은 도핑에서 안전한가요?

운동선수들에게 체력과 집중력은 중요하다. 경쟁하는 다른 선수들보다 좀 더 힘이 세고, 빠르며 정확함이 필요하기 때문이다. 그래서 이를 위한 다양한 방법들을 시도한다. 하지만 지나치면 공정한 스포츠 정신에 위배되기 때문에 세계도핑방지기구(WADA)에서는 그 기준을 정하고 있다. 도핑은 19세기 남아프리카 부족이 의식에서 사용한 음료 중 흥분 효과가 있는 것을 "도프(Dop)"라고 한 것에서 유래했다. 경기력을 증가시키기 위해 그리스 올림픽 선수들부터 지속적으로 약재를 복용하였다. 현대에 와서 1960년 로마 올림픽에서 덴마크 사이클 선수가 흥분제인 암페타민을 복용 후 경기 중에 사망하면서 도핑이 강화되었다. 현재는 약물 복용뿐만 아니라 경기력 향상을 위해 행하는 방법까지 포함하고 있다.

현재 도핑의 대상이 되는 사람은 다음과 같다.

- 대한체육회와 그 가맹 경기단체의 등록 선수 및 관계자
- 대한장애인체육회와 그 가맹 경기단체의 등록 선수 및 관계자
- 프로스포츠 단체의 회원 또는 등록 선수

그리고 금지물질 및 방법은 아래와 같다.

- 상시 금지물질

    S0. 비승인 약물

    S1. 동화 작용제

    S2. 펩티드호르몬, 성장인자, 관련 약품 및 유사제

    S3. 베타-2 작용제

    S4. 호르몬 길항제 및 변조제

    S5. 이뇨제 및 기타 은폐제

- 상시 금지방법

    M1. 혈액 및 혈액 성분의 조작

    M2. 화학적 물리적 조작

    M3. 유전자 도핑

- 경기 기간 중 금지약물

    S6. 흥분제

    S7. 마약류

    S8. 카나비노이드

S9. 글루코코르티코이드

이 외에도 양궁이나 볼링에서 알코올처럼 특정 스포츠에서만 해당되는 금지약물이 있다.

위 기준에 해당하는 몇 가지 한약재가 있다.

흥분제에 해당하는 마황이 대표적이다. 마황은 감기약이나 다이어트약에 많이 사용된다. 마황은 에페드린을 함유하고 있는데 이 물질이 도핑의 대상이다. 에페드린은 반감기가 3~6시간으로 짧은 편인데, 마황이 들어간 소청룡탕 같은 한약을 복용하더라도 단기간 복용 시에는 약 3~4일, 장기간 복용 시에는 약 6~7일의 휴지기를 가지면 도핑에 문제가 없다.

마전자는 호미카라고 불리는데 독성이 있는 한약재이다. 주성분이 강력한 중추신경 흥분 물질인 Strychnine이다. 소량은 식욕을 항진하고, 위장의 긴장도를 높여 소화에 도움을 준다. 1mg 정도 투여하면 척수의 반사 반응을 항진시키고 골격근의 긴장도를 높인다. 그래서 중증근무력증에 사용하기도 한다. 그러나 5mg 정도 투여하면 흥분도가 높아져 오히려 경련을 일으키고 심하면 사망할 수 있다. 그래서 이 약재를 쓸 때는 반드시 270도 이상의 고온에서 법제하여 독성을 줄이고 임상 용량도 0.2~0.6g/day로 제한하고 있다. 실제 임상에서는 거의 사용하지 않는다.

변비 완화를 위해 쓰는 마자인은 도핑 금지약물인 THC(Tetra Hydro Cannabinol)가 많이 존재한다. 반감기도 4일 정도로 길어서 최소한 약 40일 내외의 휴지기가 필요하니 이 약은 주의해야 한다.

글리세롤은 동식물에 분포하는 지방의 구성 성분이다. 주사제로 일정 용량 이상 정맥 투여되면 S5 항목의 이뇨제 및 기타 은폐제로 규정되는데, 글리세롤이 혈액도핑을 감추는 역할을 하기 때문이다. 이 글리세롤을 함유한 한약재가 도핑 관련하여 언급되기도 하는데 이는 기우이다. 경구로 1.2g/kg 즉 성인 60kg 기준으로 72g의 글리세롤을 복용해야 문제가 되는데 이는 한약 복용으로 불가능한 용량이기 때문이다. 사향을 이 용량으로 복용하려면 4,235g을 하루에 복용해야 한다. 공진단 한 알에 들어가는 사향이 100mg이다. 그러나 이는 정품 천연 사향을 기준으로 만일 인공 사향을 사용하면 합성 호르몬 성분이 검출될 수 있으니 주의해야 한다. 육종용은 하루에 9,474g을 복용해야 도핑에 걸릴 수 있다. 한약 처방 내용에 들어가는 일일 복용량이 6~9g이니 불가능한 용량이다.

한약재 중에 호르몬을 함유하는 자하거(태반), 녹용, 사향 등이 있다. 이런 약재들은 어떨까?

라이넥, 멜스몬 등 자하거 제제에는 Cortisone이 없다. 인태반을 기준으로 1일 임상 용량인 3.5~5g의 자하거에 포함된 Cortisone은 약 $0.35~0.45\mu g$으로 도핑 기준인 성인 $15\mu g$에 영향을 미치지 않는다.

녹용에는 IGF-1(인슐린유사성성장인자)이 4~8μg/g 수준으로 미량 함유되어 있으나 복용으로 IGF-1 상승이 관찰된 사례는 없다. IGF-1 때문에 문제가 되려면 녹용 3,150~6,300g을 복용해야 하는데 임상에서 복용하는 하루 용량은 3.75~7.5g 정도다. 그리고 녹용은 Testosterone(테스토스테론)을 함유하고 있는데 실제로 거의 없는 거나 마찬가지이다. 만일 하루 최대 10g의 녹용을 복용하면 3.4ng의 테스토스테론을 복용하게 되는데 이는 성인 남성의 일일 평균 분비량 6mg의 1/1,764,705에 불과하다.

이렇게 많은 한약재가 실제보다 과장되게 도핑에 위험하다고 알려졌다. 국내 도핑검사 초기에 한약재를 분류하면서 도핑에 해당하는 물질이 조금이라도 있으면 도핑 위험 약재에 포함했기 때문이다. 그래서 실제 복용 시 도저히 불가능한 용량인데도 마치 도핑 위험이 있는 것처럼 오도됐다.

본인이 임상하면서 사용하는 한약재를 기준으로 하면 감기나 호흡기 질환이 있을 때 마황, 노인성 변비가 있을 때 마자인만 주의하면 기타 약재는 걱정하지 않아도 된다. 실제 중국이나 일본 도핑방지위원회 홈페이지에 금지 한약을 별도로 지정하지 않았으며 유관 부서에서 마황, 마전자, 앵속각 정도를 언급할 뿐이다. 물론 지금도 WADA는 새로운 도핑 물질 연구를 하고 있으며, 기준이 바뀌기도 한다.

실제로 보약으로 많이 사용하는 보중익기탕, 십전대보탕, 육미지황

탕, 경옥고 등은 도핑의 걱정 없이 항스트레스, 내인성 테스토스테론 증가, 면역력 향상의 효능이 있다고 보고되었다. 항산화 능력이 탁월한 약재로는 구기자, 계지, 석곡 등이 있고, 항운동성 피로 작용하는 약재에는 인삼, 음양곽, 갈근, 강황 등이 있다.

도핑 걱정 없이 안전하게 운동능력을 향상할 수 있는 한약에 답이 있다.